Pandit
Usharbudh Arya

Die Philosophie des Hatha Yoga

Verlag
Ganzheitlich
leben

Titel der Originalausgabe:
Philosophy of Hatha Yoga
Zweite durchgesehene und erweiterte Auflage
 ISBN 0-89389-088-X

Aus dem Englischen: Eva Hagenmüller
Titelgestaltung: Haro Wolter
Druck: Fuldaer Verlagsanstalt GmbH
1. Auflage: 1990
ISBN 3-927426-02-4

Über den Autor

Dr. Pandit Usharbudh Arya wurde 1933 in Dehradun, Nordindien, als Sohn eines gelehrten Brahmanen geboren. Die Familie sprach Sanskrit. Nach einem intensiven Training in der Kindheit entsprechend der brahmanischen Tradition begann er bereits mit elf Jahren selbst zu unterrichten. Seit dieser Zeit reiste er zunächst in Indien, später weltweit unterrichtend vor allem in Afrika, Südamerika und USA.

Obgleich Inhaber akademischer Grade und Würden, gab Dr. Arya seine Stellung als Professor für Sanskrit und indische Religionen an der Universität von Minneapolis, USA, auf, um sich ganz der Aufgabe zu widmen, unter der Führung seines Meisters, Sri Swami Rama, Meditation und spirituelle Philosophie zu unterrichten.

Ferner leitet er die Abteilung Philosphie des Programms für östliche Studien am Himalaya Institut, Honesdale, USA. Seine spirituellen Hauptzentren sind das von ihm gegründete *Center for Higher Consciousness (Dhyana Mandiram)* in Minneapolis und der Ashram seines Meisters in Rishikesh, Nordindien.

Als produktiver Autor und vor allem Vortragsreisender hat er zahlreiche Bücher und Artikel geschrieben, darunter *Superconscious Meditation, Mantra and Meditation, God, Meditation and the Art of Dying* sowie einen 600-seitigen Kommentar über das erste Kapitel der Yoga-Sutras von Patanjali.

Auch das vorliegende Buch ist aus einer Serie von Vorträgen entstanden. Obwohl eine Überarbeitung für die Buchveröffentlichung erfolgte, ist beim Lesen doch weiterhin die lebendige Atmosphäre eines Vortrages spürbar.

Inhalt

OM
Gurubhyo namah
Parampara-gurubhyo namah
Parameshthi-gurave namah

Ich huldige meinen Gurus,
dem ersten Guru, meiner Mutter,
dem zweiten Guru, meinem Vater,
dem dritten Guru, allen meinen Lehrern
- von einer Fliege bis zu all den Schriftstellern,
deren Bücher ich gelesen habe.

Ich bringe den Gurus meiner Tradition
meine Huldigung dar -
durch S.H. Swami Rama.

Ich huldige dem höchsten absoluten Guru.

OM

Vorwort

Es gibt nur eine Yoga-Wissenschaft, sie ist eins und unteilbar. Genauso wie die verschiedenen Spezialgebiete in der Medizin die medizinische Wissenschaft als solche nicht spalten, so entstehen auch durch die vielfältigen Spezialgebiete innerhalb des Yoga keine verschiedenen Yogas. Hatha Yoga, Laya Yoga, Nada Yoga, Mantra Yoga, Kundalini Yoga, usw. setzen einfach nur verschiedene Akzente, um die unterschiedlichen Bereiche der menschlichen Persönlichkeit in den verschiedenen Entwicklungsstadien eines Schülers vervollkommnen zu helfen. Alle diese verschiedenen Aspekte des Yoga vereinigen sich im Raja Yoga, dem achtgliedrigen Pfad des Yoga, wie er von Patanjali verkündet und verbreitet wurde. Von allen Unterarten ist Hatha Yoga die populärste geworden und wird praktisch gleichgesetzt mit dem, was Yoga insgesamt ausmacht. Der Grund dafür ist, daß die meisten Menschen im physischen Körper das Selbst sehen, und so müssen sie ihre Reise zum spirituellen Selbst in jenem Fahrzeug beginnen, das wir Körper nennen. Das Fahrzeug jedoch zum Reiseziel zu machen, ist offensichtlich falsch. Das Körper-Vehikel fährt ja nur dadurch, daß feinere Kräfte und Essenzen in es einfließen und in ihm zum Zusammenspiel kommen. Die Hatha Yoga Praxis bleibt unvollständig, solange nicht einige dieser feinstofflichen Kräfte und Essenzen wie z.B. Geist und Prana verstanden werden. Sobald man diese Kräfte versteht, werden durch das Üben von Hatha Yoga die Blockaden in den Kanälen beseitigt, durch welche während der Hatha-Übungen jene Essenzen in den Körper einfließen. Geschieht dies nicht, wird Hatha Yoga lediglich zu einem weiteren Körperübungssystem.

Yoga nicht auf eine weitere Reihe von Körperübungen zu reduzieren, ist eine unabdingbare Forderung für alle, welche innerhalb jener ununterbrochenen Lehrer-Schüler-Folge unterrichten, die die Tradition der Meister des Himalaya darstellt. Die Yoga-Wissenschaft sollte eine Methode bleiben, um eine höhere Form des Bewußtseins zu erlangen. Außerdem sollte man verstehen, daß ohne dieses Bewußtsein von feinstofflicheren Essenzen die Übung selbst unvollständig bleibt und der Übende weder Meisterschaft in ihr zu erlangen noch vollen Nutzen aus ihr zu ziehen vermag.

Wie das Werk Patanjalis für den Raja Yoga, ist die *Hatha-Yoga-Pradipika* von Svatmarama der maßgebende überlieferte Text für den Hatha Yoga. Wie alle anderen Sanskrit-Texte über Hatha Yoga, so unterstützt auch die *Hatha-Yoga-Pradipika* nachdrücklich unsere Ansicht. Wir zitieren hier die folgenden Aussagen aus Svatmaramas Text:

> Die Wissenschaft des Hatha Yoga leuchtet hell und glänzend und dient dem Suchenden, der die höchste Stufe des Raja Yoga erklimmen möchte, als Leiter. (I,1)
>
> Die Wissenschaft des Hatha Yoga wird nur um des Raja Yoga willen unterrichtet. (I,2)
>
> Alle Hatha-Übungen sollten nur so lange ausgeführt werden, bis ihre Frucht, Raja Yoga, gewonnen wurde. (I,67)
>
> Hatha Yoga ohne Raja Yoga und Raja Yoga ohne Hatha Yoga können nicht zum Ziel führen, deshalb sollten beide zusammen geübt werden, bis die Vollkommenheit erreicht ist. (I,76)
>
> Diejenigen, die nur Hatha Yoga üben und Raja Yoga nicht kennen, betrachte ich als Übende, die sich selbst der Frucht ihrer Mühen berauben. (IV,79)
>
> All die Systeme von Hatha Yoga und Laya Yoga helfen, das Ziel

> des Raja Yoga zu erreichen. Wer die Höhen des Raja Yoga erklommen hat, kann die Zeit täuschen und zum Herrn über den Tod werden. (IV,103)

Der sorgfältige Leser von Hatha Yoga Texten, den Text Svatmaramas miteingeschlossen, wird die wichtige Rolle, die der Geist im Hatha Yoga spielt, nicht übersehen können. Dennoch ist es seltsam zu beobachten, daß heutzutage Hatha Yoga vielfach ohne die geistigen Übungen gelehrt wird, die allein den Körper eines Hatha Yogis zum Vibrieren bringen können wie elektrischer Strom einen Kupferdraht. So wie Svatmaramas Werk mit der oben zitierten Feststellung beginnt, daß der Zweck des Hatha Yoga darin besteht, zu den Höhen des Raja Yoga zu führen, so endet es auch folgendermaßen:

> Bevor nicht Prana den mittleren Pfad betreten hat (den *shushumna*-Strom),
> Bevor nicht die Konzentration durch die Kontrolle des Prana einpunktig geworden ist,
> Bevor nicht die Essenz deines Wesens in der Meditation natürlich und gleichmäßig fließt,
> Bevor all das nicht geschehen ist, ist all dein Hatha-Wissen Mythos, Heuchelei und nichts als Worte.

Bei meinem Studium der Sanskrit-Texte über Hatha Yoga wunderte ich mich, warum die Meister, die jene Texte schrieben, eine Konstruktion für ihre Verbformen benutzten, die in der Grammatik als Optativ bezeichnet wird und auf zweierlei Weisen übersetzt werden kann, entweder: "Man sollte es auf diese Weise tun" oder: "Man tut es gewöhnlich auf diese Weise". Nur durch die freundliche Gunst des Gurudev wurde dieses Rätsel gelöst. Die Wissenschaft des Hatha Yoga trat zunächst ins Leben in Form von Aufzeichnungen über körperliche Erfahrungen, die ganz natürlich und von selbst auftraten, wenn Geist und Prana während der Meditationspraxis in den *shushumna*-Strom der Kundalinikraft eintraten. Der Körper eines Yogis tut gewohnheitsmäßig und auf natürliche Weise, was sich ein Anfänger im Hatha Yoga nach Anweisungen zu tun bemüht. Unsere Hatha-Kundalini-Sutras in Kapitel 6 des vorliegenden Buches entstanden ursprünglich aus dieser Erfahrung. Die ersten fünf Kapitel kann man sowohl als Einführung als auch als Kommentar zu diesen Sutras lesen. Wir hoffen, daß dadurch auch die leichtesten Hatha Yoga Übungen erhoben werden zu einer inneren spirituellen Erfahrung und daß die feineren Essenzen der Persönlichkeit des Übenden dessen Körper mit unsterblicher Energie, d.h. *amrta*, durchfließen mögen.

Ich bin Michael Smith vom Zentrum für Höheres Bewußtsein in Minneapolis, Minnesota, sehr dankbar, daß er diesen Band herausgegeben hat und meiner Frau, Lalita Devi, daß sie das Buch noch weiter überarbeitet und verfeinert hat. Meine Dankbarkeit gilt ferner den Mitarbeitern des Himalaya Institutes, deren anonymer Dienst die Arbeit unseres Gurudevs möglich macht.

Alles, was an diesem Buch gut und nützlich ist, kommt aus der Lehrer-Schüler-Tradition des Gurus, und alles, was falsch und irrig ist, kommt von mir.

Usharbudh Arya

1

Wir beobachten den Geist, wie er den Körper beobachtet

Die meisten Menschen üben Hatha Yoga um der körperlichen Vorteile willen und nicht der Philosophie wegen. Ihre Aufmerksamkeit beschränkt sich eher auf das körperliche Gefäß, als daß sie sich auf dessen geistigen Inhalt, die Persönlichkeit, richtet. Ursprünglich wurden die Hatha Yoga Übungen innerhalb des spirituellen Rahmens des achtgliedrigen Yoga-Weges entwickelt und waren dazu bestimmt, den Schüler auf höhere und weiterführende spirituelle Disziplinen vorzubereiten.

Wie alle Wirklichkeit existiert und funktioniert die menschliche Persönlichkeit auf vielen verschiedenen Ebenen. Dies gilt für alle Übungs- und Wissensbereiche, die sich mit dem Wesen der Persönlichkeit befassen. Und so hat auch das Wort *Hatha*, wie alle Sanskrit-Wörter, verschiedene Bedeutungen. Wenn wir uns mit der Yoga-Philosophie oder irgendeiner anderen Philosophie in der Sanskritsprache beschäftigen, nehmen wir die Bedeutung auf, die gerade im Moment unserer Verständnisebene entspricht; wir erfassen sie, lernen sie beherrschen und lassen sie hinter uns zurück. Steigen wir dann höher und entwickeln uns weiter, vermittelt uns das gleiche

Wort auf der zweiten Stufe einen ganz anderen Sinn. Die Bedeutung eines Wortes ändert sich in dem Maße, wie wir von Ebene zu Ebene fortschreiten. Die gröbste Bedeutung des Wortes Hatha ist 'Zwang', 'zwingen', etwas unter Druck tun, denn am Anfang gilt es, eine Gewohnheit des Körpers zu durchbrechen, und dazu müssen wir uns überwinden. Aus Gewohnheit ist der Körper träge - ihm diese Gewohnheit auszutreiben und eine neue 'hineinzuzwingen', das ist Hatha. Es ist aber ein sanfter Zwang. Es ist nicht die Art von Gewalt, die ein Ringer oder Schwergewichtler anwendet. In dem Augenblick, wo wir zu verstehen beginnen, wo dieser sanfte Zwang herkommt, verändert sich für uns sofort die Bedeutung des Wortes, und wir denken nicht mehr nur an den physischen Körper, sondern an eine kosmische Wahrheit, die Energiefelder des Universums, die Sonne und den Mond. Das Wort *Ha* bedeutet Sonne, das Wort *Tha* bedeutet Mond. Mit dem erwachenden Verständnis unserer persönlichen, körperlichen Beziehung zum ganzen Universum verändern sich die Wortbedeutungen wieder, und die Sonne ist nicht mehr die Sonne, die um sechs Uhr morgens aufgeht, und der Mond ist nicht der Mond, der am Himmel scheint. Die Sonne ist die Atmung im rechten und der Mond die Atmung im linken Nasenflügel. Auf diese Weise machen wir die Entdeckung, daß wir beim Üben von Hatha Yoga gleichzeitig auf verschiedenen Ebenen arbeiten.

Jene Menschen, die vor Tausenden von Jahren die Wissenschaft, Philosophie und Praxis des Hatha Yoga entwickelt haben, waren Meister in dem, was in der buddhistischen Philosophie eine der *Paramitas* genannt wird, eine der zehn Vollkommenheiten, die von einem Buddha oder einem erleuchteten spirituellen Wesen gefordert werden. Eine von diesen zehn Vollkommenheiten ist *Kaushala*, die Meisterschaft in der Beherrschung und Anwendung der Mittel, andere

Menschen zur Befreiung zu führen. Jenen Weisen war ein Grundsatz immer gegenwärtig, und zwar das, was mein Vater immer meinte, wenn er mich als Kind unterrichtete und zu mir sagte: "Wenn du in den Schmutz gefallen bist, kannst du nicht am Boden liegen und denken: 'Ich wünschte, ich könnte mich vom Boden des Taj Mahal erheben!' Wenn du in den Dreck gefallen bist, mußt du deine Hände in diesen Dreck stecken und aus ihm wieder aufstehen. Nachdem du in den Schmutz gefallen bist, kannst du dich nicht von einem Marmorboden erheben." Genauso haben nun die Menschen in jedem Augenblick ihres Lebens und ihrer Entwicklung ihr Bewußtsein an verschiedene Ebenen der Wirklichkeit geknüpft. Was auch immer es sei, womit sie sich im Leben identifizieren und was auch immer ihre Auffassung vom 'Selbst' sein mag, davon gehen sie aus. Von da aus packen sie all ihre Probleme an, und das ist für sie Wirklichkeit. Für viele Menschen sind Vorstellungen und Begriffe wie die Vollkommenheit eines erleuchteten Wesens und Ähnliches nur rätselhafte Vokabeln mit vager Bedeutung, die diese eigenartigen, unergründlichen Menschen aus dem Osten benützen, die hierher kommen und billige Weisheiten verbreiten. Und in der Tat ist all das bedeutungslos. Ein Yogalehrer wird vielmehr genau an dem Punkt ansetzen, wo sich ein Mensch identifiziert. Wenn sich jemand mit technischen Geräten identifiziert, kann er z.B. Biofeedback-Yoga anwenden, ein anderer beginnt bei seiner Abhängigkeit von Drogen oder Medikamenten, ein dritter identifiziert sich mit dem Problem, wie er sein jugendliches Aussehen bewahren kann und beginnt an diesem Punkt, usw.

Von den fünf Schichten, die das spirituelle Selbst des Menschen umgeben, wird die erste und äußerste Schicht *Annamaya* genannt; sie besteht aus dem, was wir essen. Die zweite Schicht setzt sich aus der feineren Essenz der Nahrung zusammen, es ist die *Pranamaya*-Schicht, die aus Lebenskraft besteht. Die dritte Schicht ist *Manomaya*, eine noch feinere Essenz als *Prana*, die geistige Essenz. *Vijnanamaya*, die vierte Schicht, ist begrenztes Bewußtsein. Die fünfte Schicht ist *Anandamaya* und besteht aus eingeschränkter Freude (aus Beschränkungen, die der Freude auferlegt sind). Der Durchschnittsmensch ist sich vorwiegend seiner äußersten Schicht bewußt, der *Annamaya Kosha*, der Nahrungsschicht bzw. des physischen Körpers. Wir sprechen von uns selbst und zeigen auf unsere Brust! Wir sagen:'Ich bin hungrig' und sprechen dabei nicht von unserem geistigen, sondern von körperlichem Hunger. Wir identifizieren uns also mit dem Körper. Wie aber paßt nun die Kontrolle dieses physischen Körpers in das System der Yogaphilosophie insgesamt? Es geht darum, nach und nach die Aufmerksamkeit von unseren gröberen zu den feineren Schichten hinzulenken. Für gewöhnlich benutzen wir unseren Körper und sind uns dessen nicht einmal bewußt. In diesem Moment nehmen so und so viele Menschen so und so viele verschiedene Körperhaltungen ein - aber sie sind sich dieser Haltungen gar nicht bewußt. Wenn man nicht darauf aufmerksam gemacht wird, fällt es niemandem ein, sich selbst zu betrachten und zu bemerken: ‘Oh, ich sitze in dieser Haltung!’ Der erste Schritt im Hatha Yoga ist, philosophisch gesehen, das Üben von Achtsamkeit, Selbstbeobachtung, die Ausbildung der Gewohnheit, Zeuge der eigenen körperlichen Funktionen zu sein und mit wachem Bewußtsein zu verfolgen, was wir gerade mit dem Körper tun. Oft nehmen wir nämlich nur die oberflächlichsten und äußerlichsten Funktionen und Bewegungen unseres Körpers wahr.

Viele Menschen sind sich ihrer äußeren Erscheinung bewußt, sie nehmen ihre Zuflucht zur ‘Schönheit aus der Flasche’ und tragen sie auf ihr Gesicht auf. Aber wir sind uns nicht in gleicher Weise unserer Körperhaltungen bewußt: ‘Jetzt liege ich; jetzt sitze ich; jetzt stehe ich; jetzt hebe ich meinen Fuß, nun setze ich ihn ab. Jetzt kommt die Bewegung aus dem unteren Rückenbereich, während ich die Füße beim Laufen von einer Stelle zur nächsten bewege oder an der Bushaltestelle von einem Fuß auf den andern trete.' Diese Art innerer Achtsamkeit im täglichen Leben ist der Ausgangspunkt in der Philosophie des *Sakshi*, der Philosophie des Zeuge-Seins, des sich seiner selbst von Kopf bis Fuß Bewußt-Seins. Bist du dir jetzt, in diesem Augenblick, deiner selbst vollkommen bewußt? Wie liegt deine Kopfhaut am Schädel an? Was empfindest du dort in diesem Moment? Wie liegen deine Stirnmuskeln genau? Überprüfe auf diese Weise, ob du wirklich ein Beobachter deines Körpers bist, das wird dich zur vertieften Meisterschaft des Hatha Yoga führen.

Der Körper ist die äußere Oberfläche. In dem Maße, wie ein Yogi in der Übung innerer Achtsamkeit voranschreitet, wächst seine Fähigkeit, Zeuge zu sein. Die Menschen heutzutage schenken den sogenannten autonomen Körperfunktionen viel Aufmerksamkeit. Ein großer Yogi aber sagt, daß es so etwas wie autonome Körperfunktionen gar nicht gibt. Es gibt keinen automatischen Herzschlag. Stattdessen sagt er: "Ich kann den Herzschlag verlangsamen oder beschleunigen." In dem Moment ist er sich also nicht mehr nur seiner äußeren Körperlichkeit bewußt, sondern all seiner inneren Organe. Wenn ein Yogi im Laufe der Zeit durch das Üben von Hatha Yoga Fortschritte macht, wird er sich seiner inneren Organe bewußt.In welcher Verfassung sind meine Lungen? Tritt irgendeine Erkrankung in seiner Lunge auf, so kann der Yogi das erkennen.

Solch ein Erkennen trifft uns oft unwillkürlich und zufällig im Traum, aber wir verstehen unsere Träume über den eigenen Körper nicht. Einerseits vergessen wir die Beziehung zwischen Körper und Geist im Traum, andererseits jedoch wird sie betont, denn der Geist steht im Traum nicht still, sondern schweift umher. Er bewegt sich innerhalb der Grenzen unserer Persönlichkeit, ohne daß durch die Sinnesorgane von außen irgendwelche Stimuli in ihn hineingelangen. Das einzige, was der Geist tun kann, ist - falls der Traum überhaupt irgendeine rationale Bedeutung hat - den Teil seiner selbst zu untersuchen, der im Körper ist. Manchmal träumen wir, daß wir einen Fluß überqueren oder daß wir auf dem Fluß treiben. In Wirklichkeit betrachtet unser Geist eine bestimmte Arterie oder Vene und kommt schließlich zu einer Kreuzung, wo ein anderer Fluß einmündet; oder er trifft auf einen Wasserfall oder auf Stromschnellen und fühlt sich fortgeschwemmt; oder er nimmt einen salzigen Geschmack wahr, und dieser Salzgeschmack ist im Blut selbst. Oder der Geist findet ein Hindernis, einen umgefallenen Baum, und untersucht es, aber anstatt eines gewöhnlichen Baumes der Außenwelt, den wir gesehen oder vor dem wir uns gefürchtet haben, ist es ein Blutgerinsel.

Jeder grobstoffliche Gegenstand, jede materielle Erfahrung in der Welt weist auf etwas Feineres und weniger Sichtbares hin. Jeder Umriß, jede Form, jedes Sechseck und Dreieck, jeder Gegenstand, alles, was wir mit unserem Körper wahrnehmen und erfahren, weist über sich selbst hinaus auf etwas Feineres in uns selbst hin. Da sich unsere Sprache auf die sichtbaren Dinge beschränkt und Abstraktes sich unserem Geist nicht so leicht einprägt, ist unsere Sprache größtenteils voll grobstofflicher Vorstellungen und konkreter Dinge, und das Abstrakte kommt uns dann nicht so leicht in den Sinn. Wir befassen uns mit dem Abstrakten erst dann, wenn die konkreten Dinge uns durch das Sichtbare zum Abstrakten oder Feineren hinführen, wie das z.B. in der Sprache der Symbole geschieht. Ein Baum quer über einem Fluß ist für uns viel wirklicher als ein Blutgerinsel in einer Arterie. Was wir im Traum sehen, ist also nicht ein Blutgerinsel in der Arterie, sondern das Symbol dafür, eine leichte Verschiebung, eine

Sinnübertragung, die Übersetzung von etwas weniger Sichtbarem in etwas, das sichtbarer und konkreter ist und das unser Geist leichter erkennen kann. Deshalb sieht er nicht das Blutgerinsel in der Arterie, sondern einen Stamm oder Felsen im Fluß.

Bevor wir nicht verstanden haben, wie der Geist funktioniert, können wir auch nicht verstehen, wie der Körper funktioniert. Ein Buch über Physiologie oder Anatomie zu lesen, bedeutet noch nicht, den Körper zu verstehen. Andernfalls wären nicht 70% unserer Krankheiten psychosomatisch. Wenn wir also hier, in dieser einführenden Darstellung, die Philosophie des Hatha Yoga behandeln, sprechen wir vom Geist in den Hatha Yoga Übungen im Sinne des Zustandes, in dem sich der Geist befindet, im Sinne der inneren geistigen Einstellung, der Stimmung. In dem Maße, wie der Yogi seine Selbstwahrnehmung verfeinert, wird er sich seiner Körperfunktionen immer bewußter - was im Magen vor sich geht, in der Leber, in den Nieren. Einer der Gründe, warum die Yogis die inneren Reinigungsmethoden entwickelten, ist der, daß sie in der Meditation die kleinsten Rückstände in den Atem- und Verdauungsgängen fühlen konnten. Diese Störungen mußten beseitigt werden. Hatha Yoga wurde von Menschen entwikkelt, die meditativ lebten, von Raja Yogis, als Vorbereitung für die Meditation, sowohl körperlich als auch psychisch im Sinne eines Läuterungsprozesses. Wenn wir Hatha Yoga vom Blickwinkel der Reinigung aus betrachten, verstehen wir auch noch andere Prozesse wie z.B. das Schwitzen oder das Reinigungssystem der Lymphknoten und anderer Drüsen, das Ausatmen des gesamten Kohlendioxyds und all die Waschungen, ebenfalls als Prozesse des Reinwerdens und der Vorbereitung auf die Meditation. Die Yogis, die über die Philosophie des Hatha Yoga geschrieben haben, sagen, daß sie sich bei dem Versuch, ihren Körper zu reinigen, der völligen Hoffnungslosigkeit des

Unternehmens bewußt geworden seien, diesen Körper wirklich gut, rein und schön machen zu können. Sie sagen: “Wir haben es immer wieder überprüft und alle möglichen Reinigungsverfahren angewendet, und doch können wir an diesem Körper nichts Schönes finden, denn durch diese ständigen Säuberungsprozesse sind wir uns mehr und mehr all der Häßlichkeit bewußt geworden, die wir in unserem Körper anhäufen.” Eine der Kontemplationen in der buddhistischen Meditation ist *ahare patikula-sanna* in der Pali-Sprache. Im Sanskrit wird das *ahare pratikula-sanjna* ausgesprochen und bedeutet Abneigung gegen Nahrung, weil man sich des Verdauungsprozesses bewußt ist. Die Säuberungsprozesse der inneren Reinigungen und Waschungen machen den Körper nicht nur von innen sauber, um ihn gesund zu erhalten, sondern sie erinnern auch an die ständige Notwendigkeit, dies zu tun. So belasten wir uns z.B. jedesmal, wenn wir zuviel essen, denn es bedarf dann um so größerer Anstrengung, uns wieder zu reinigen.

Ich selbst komme aus einer Gegend Indiens, die für ihr köstliches Essen berühmt ist. Die Menschen dort sind bekannt für ihre Gastlichkeit, was das Essen betrifft. Gutes Essen habe ich immer genossen, aber seit etwa einem Jahr bin ich mir der nachteiligen Auswirkungen des Essens auf den Geist so sehr bewußt geworden, daß ich an einen Punkt gekommen bin, wo ich mit gutem Gewissen nur kleine Mengen auf einmal essen kann. Sobald ich zu essen beginne, bemerke ich eine Veränderung: mein Atem wird schwerer. Die feineren Kundalini-Ströme werden gröber, und es kostet mich dann mindestens zwei bis drei Stunden großer geistiger Konzentration, bis ich meditieren oder für andere eine Meditation leiten kann. Ich muß erneut meinen Geist läutern. Und mit Läuterung des Geistes meine ich hier die Verfeinerung der feinen geistigen Energieströme, die durch den Körper fließen. Nahrung macht sie sofort *tamasisch*, also grob. Damit will ich nicht sagen, daß du nicht essen sollst. Deine Feinfühligkeit für alle diese Dinge wird sich von selbst in dir entwickeln.

Hatha Yoga ist ein Prozeß, in dessen Verlauf diese Feinfühligkeit entwickelt wird, sowohl für die Außenseite als auch für den Innenraum des Körpers sowie für alle inneren Organe und Vorgänge. Wir haben Hatha Yoga dann verstanden, wenn wir das Yoga der Körperübungen als Vorbereitung auf spirituelle Befreiung verstehen. In diesem Buch werden wir uns verschiedene Aspekte des Hatha Yoga vornehmen und analysieren; wir wollen schauen, wo sie ihren Platz im Zusammenhang einer höheren Philosophie haben und wie sie zu höherem Bewußtsein führen, bzw. inwieweit sie eine Vorbereitung auf dieses höhere Bewußtsein darstellen. Höheres Bewußtsein bedeutet nicht nur das unmittelbare Gewahrwerden der Ausmaße dieses großen immerwährenden Universums, des *Jagat*; es bedeutet auch das unmittelbare Gewahrwerden der Göttlichkeit. Es gibt eine Textstelle folgenden Wortlauts: *Shariram-adyam khalu dharma-sakhanam*; 'Der Körper ist in der Tat das wichtigste Werkzeug, um Tugend zu erlangen'. Der Körper ist schwach (und nicht stark), und doch ist da ein Wunsch, große Dinge zu vollbringen. Wie kann das geschehen? Um Tugend und Rechtschaffenheit zu üben, brauchen wir in erster Linie den Körper, deshalb muß der Körper erhalten werden. Es gibt keinen anderen Grund, diesen Körper zu erhalten. Er besitzt sonst keine Schönheit. Welche Schönheit finden wir in unserer Haut, wenn wir sie aufkratzen?

Wir wollen vom Gröberen zum Feineren fortschreiten - vom Körper zu den inneren Organen, zum Atem, zum Prana oder der Lebenskraft, zum Geist, der im Körper ist, zum Geist, der sich des Körpers und der körperlichen Vorgänge erinnert, und dann, im Sinne unseres Vorhabens, zum höheren Geist. Die Bewegung, der Fortschritt im Hatha Yoga besteht also darin, daß wir allmählich von der äußersten Ebene zu den inneren Ebenen vorstoßen. Was heißt das? Das heißt zunächst einmal, daß wir uns auf jeder Ebene bewußter werden und dadurch auch allmählich die Identifikation unseres Geistes von einer Ebene auf die nächste verschieben. Dadurch nehmen wir dem Grobstofflichen seine Kontrolle über das Feinere und beschränken die Macht der gröberen Aspekte unseres Wesens. Gleichzeitig lassen wir die feineren Teile unseres Seins die Kontrolle über die gröberen Seiten unseres Wesens ausüben.

Nehmen wir z.B. einmal die unterste Ebene unseres Wesens, die Außenseite unseres Körpers, die wir als so schön betrachten und verherrlichen. Unsere Körperhaltung aber wirkt auf etwas Feineres, und zwar auf das System unserer inneren Organe. Wenn wir nachlässig dasitzen, behindern wir damit schon die inneren Organe. Wir hemmen auch feinere Funktionen wie die Atmung oder geistige Funktionen wie etwa den freien Fluß der Kundalini-Kraft. Oder wir nehmen beim Stuhlgang eine ungünstige Haltung ein und behindern damit das natürliche Funktionieren der entsprechenden Organe.

In Indien finden wir viele unhygienische Gewohnheiten, einige aber sind verhältnismäßig hygienischer als im Westen. Im Westen ist es üblich, daß Männer zum Wasserlassen stehen. In Indien betrachtet man das als Zeichen westlicher Degeneration, die in den Osten gekommen ist, denn der Inder hockt zum Wasserlassen in der gleichen Stellung, in der er Stuhlgang hat. Außer in den modernen Städten kennt man in Indien die westlichen Klosetts gar nicht. Der Inder empfindet Stehen beim Wasserlassen als die falsche Haltung, denn dabei werden die Nieren nicht völlig entleert. Es entsteht einfach nicht der richtige Druck gegen den Körper, der eine gänzliche Entleerung bewirken könnte. Das gleiche gilt für die westliche Sitzhaltung beim Stuhlgang. Diese Haltung ist sehr unnatürlich und führt zu allen möglichen Schwierigkeiten, wie z.B.

Verstopfung.

Wir sehen also, wie schon allein die äußere Haltung des physischen Körpers unsere inneren Organe beeinflußt. Wir alle wissen das auch - es geht aber darum, uns dessen bewußt zu werden. Teil dieses Bewußtwerdungsprozesses ist es, die Behinderung des Inneren durch das Äußere, des Feineren durch das Gröbere aufzuheben. Sobald wir uns nicht mehr nur mit unserem Körperäußeren und nicht mehr nur mit der Bequemlichkeit unserer Körperhaltung identifizieren, verändert sich auch unsere Weltanschauung. Schaue dir einmal mit Bewußtsein die Form der Sitze in Autos und Flugzeugen an - es ist eine Tortur zu reisen! Ich führe ein bewegtes Leben, und so sitze ich oft gerade zu meinen Meditationszeiten im Auto oder Flugzeug. Ich habe bisher noch kein Auto gefunden, in dem ich gerade und bequem hätte sitzen können beim Meditieren. Ich weiß einfach nicht, wie ich meine Wirbelsäule in die richtige Lage bringen soll, um die Stunden im Flugzeug zum Meditieren zu nutzen, weil die Sitze von Leuten entworfen wurden, die sich nur der äußeren Bequemlichkeit des Körpers, der Faulheit und Trägheit seiner Muskeln bewußt sind, so daß die Sitze den seltsamen Körperformen von Menschen entsprechen, die ihren Körper nie trainiert haben. Wenn wir uns unserer inneren Organe und dessen, was in ihnen in jedem Augenblick geschieht, bewußt sind, so können wir in keinem Auto, auf keiner Couch und keinem Sofa mehr bequem sitzen und in keinem Bett mehr bequem schlafen, und damit verändert sich unsere gesamte Zivilisation!

Die bewußte Wahrnehmung unserer inneren Organe ist dann der nächste Schritt, so daß dann unser Gewahrwerden ihrer Bedürfnisse unsere äußere Körperhaltung bestimmt. Das gleiche gilt auch für feinere Funktionen wie z.B. die Atmung. Es gibt in dieser Kultur überhaupt nichts, was dazu geeignet wäre, die Menschen auf ihre Atmung aufmerksam zu machen.

Es werden keine guten Atemgewohnheiten ausgebildet. Auch hier muß sich unsere Identifikation ändern, wir müssen ein Gefühl für das Prana entwickeln und dann für den Geist, wie er im Körper wirkt. Wir erinnern uns in diesem Zusammenhang an das Beispiel vom Traumzustand und wollen von da aus zu den Entspannungsübungen im Liegen übergehen, welche die Wahrnehmungsfähigkeit des Geistes im Körper erhöhen:

> Entspanne den Geist in deiner Stirn, und die Stirnmuskeln werden sich entspannen.
>
> Entspanne den Geist in deinen Wangen, und die Wangen werden sich entspannen.
>
> Entspanne den Teil deines Geistes, der in den Schultern sitzt, und deine Schultern werden sich entspannen.

So bewegen wir uns schrittweise und allmählich vom Gröberen zum Feineren.

Yoga ist anders als alle übrigen Körperübungssysteme. Die Bewegungen müssen langsam sein. Außerdem gehört dazu ständige Selbstbeobachtung, und wenn wir die nicht haben, machen wir offensichtlich auch die Hatha-Übungen nicht richtig.

Die Muskeln, das Knochengerüst, die Nerven, der Atem und der Geist sind dabei alle miteinander koordiniert und funktionieren alle zusammen zur gleichen Zeit. Wenn sich der Hatha Yoga Schüler beim Üben nicht auf diese fünf Dinge konzentriert, kann er die Übungen nicht richtig und perfekt durchführen.

Wenn du eine Hatha Yoga Übung machst, vollziehst du sie immer zuerst im Geist:

> Schließe die Augen, entspanne deinen Geist und die Stirn und sieh vor deinem geistigen Auge, wie du dich hinlegst. Betrachte dich, wie du einfach daliegst, dann bringe die Füße zusammen und lege die Handflächen auf den Boden.

Drehe die Hände so, daß die Handrücken auf dem Boden liegen.

Hebe langsam die Füße, ohne die Knie zu beugen. Beuge dich nur in der Hüfte und bringe langsam die Beine senkrecht hoch. Atme langsam in dieser Haltung.

Nun behalte diese Stellung bei und beobachte, ohne die Knie zu beugen, welche Wirkung das auf die Bauchmuskulatur hat. Beobachte, welche Wirkung die Haltung auf die Nabel- und Magengegend hat.

Beobachte weiterhin deine Atmung in dieser Stellung. Beobachte auch weiter die Wirkung auf alle Muskeln, und ohne die Knie zu beugen, bringe die Füße langsam wieder herunter und lege sie sanft auf den Boden.

Fühle den Atem durch deinen ganzen Körper fließen, vom Kopf bis zu den Füßen, während du immer noch auf dem Boden liegst. Öffne die Augen.

Das war noch nicht der volle Schulterstand. Aber es ist nicht wichtig, welche Körperhaltung du nimmst. Du kannst das immer wieder üben und die Wirkung auf den Geist beobachten. Je mehr du dich entspannst, desto leichter geht das Visualisieren, und du kannst eine Übung zur Vollendung bringen, ohne je deinen Körper zu bewegen! Das ist die Hatha Yoga Anleitung für Faulpelze!

Auf diese Weise kann man einen ausgezeichneten Hatha Yoga Unterricht geben, ohne die Übungen vorzumachen, vorausgesetzt, wir finden die richtigen Worte, beschreiben die richtigen Winkel und vollziehen das alles dann im Geist.

Es mag dir vielleicht so scheinen, als wenn wir an den Körper dächten und diesen Gedanken dann dem Geist in Form eines Bewußtseinszustandes übermittelten. Wo immer es jedoch um das menschliche Bewußtsein geht, kommt zuerst das Bewußtsein und erst danach der Körper. Ist das nicht so? Wenn du kein Bewußtsein hättest, was wärst du dann? Eine Leiche! Es ist also der Geist, der den Körper trainiert. Was wir für gewöhnlich im Hatha Yoga Unterricht tun, ist, daß wir den

Geist trainieren, indem wir zunächst einmal den Körper trainieren! Wenn du deinen Körper in eine bestimmte Haltung bringst, was tust du damit? Du vermittelst deinem Geist die Erfahrung dieser Stellung. So trainieren wir den Geist auf einem Umweg, der nur für die nicht-meditativen Menschen gedacht ist, die sich eher mit ihrem Körper als mit ihren geistigen Funktionen identifizieren. Wenn du dich mit deinem Körper identifizierst, beginne beim Körper. Naturgemäß erfährt der Geist, der im Körper ist, die Form des Körpers als Gedanke. Wenn du den Arm in eine bestimmte Lage bringst, tust du dabei zweierlei: Erstens gibst du dem Arm diese Form, und zweitens läßt du deinen Geist diese geometrische Form erleben. Du prägst deinem Geist diese geometrische Form ein; Du erschaffst ein Mandala oder ein Yantra. Das ist die ganze Kunst und Wissenschaft von den Mandalas: den Geist eine geometrische Form erfahren zu lassen.

Frage: Hat jemand, der die Übungen nur im Geist macht, denselben Nutzen davon wie derjenige, der sie auch körperlich ausführt?

Antwort: Langfristig gesehen, könnte das so sein, aber es gibt einige sehr grundlegende physiologische Wirkungen, auf die wir nicht warten können. Wenn du jedoch jeden Tag nur zehn Minuten damit verbringen würdest, im Geist eine aufrechte Wirbelsäule vor dir zu sehen, würdest du dir angewöhnen, die Wirbelsäule gerade zu halten. Wenn du gerade eine schlechte Haltung hast, im Geist aber ein aufrechtes Rückgrat vor dir siehst, hat dein Rücken gar keine Alternative, er muß deiner geistigen Vorstellung folgen und sich aufrichten! Er wird sich aufrichten, vorausgesetzt, daß du einen geraden Rücken vor dir siehst. Wenn z.B. ein Schüler Schwierigkeiten hat mit einer Übung, lasse sie ihn immer wieder im Geist vollziehen.

Hatha Yoga baut also eine Brücke zwischen unserem

Körper und jenen tiefsten Bereichen unseres Geistes, die mit Mathematik oder Geometrie zu tun haben, mit Form und mit Erinnerung und welche die Befehle zur Kontrolle des gesamten vegetativen Nervensystems aussenden. Dies ist jedoch nur ein Schritt.

Wir wollen nun einen Schritt weitergehen in der Betrachtung des geistigen Nutzens der körperlichen Übungen und uns anschauen, wie wir den Geist gebrauchen, wenn wir körperliche Übungen machen:

> Schließe deine Augen und entspanne Kopfhaut und Stirn vollkommen. Entspanne die Augenbrauen und die Augen. Entspanne die Wangen und den Unterkiefer. Entspanne den Nacken und die Schultern. Entspanne die Schultern, bis du die Entspannung in den Fingerspitzen fühlst. Entspanne deine Herzgegend. Entspanne die Schultern, entspanne den Nacken, entspanne den Unterkiefer, entspanne die Wangen, entspanne deine Stirn.
>
> Ohne die Entspannung in der Stirn aufzugeben, stelle dir vor, daß du die Muskeln von Stirn und Kopfhaut nach oben zusammenziehst. Lasse die Stirn entspannt, ziehe die Muskeln von Stirn und Kopfhaut nur in deiner Vorstellung hoch.
>
> Du wirst spüren, daß dir sofort jede Spannung, die in deiner Stirn aufkommt, bewußt wird. Entspanne nun das ganze Gesicht, und während du langsam atmest und den Atem fühlst, stelle dir vor, daß du während einer Einatmung langsam den Hals nach links drehst. Bringe deinen Hals so weit nach links, wie du kannst und fühle alle Spannungen, die dabei in deinen Halsmuskeln aufkommen. Atme langsam aus und bringe deinen Hals zur Mitte zurück. Halte dabei die Halsmuskeln körperlich völlig entspannt.
>
> Drehe nun während einer Einatmung deinen Hals zur rechten Seite.
>
> Drehe ihn langsam nach rechts, während du atmest, den Atem in den Nasenlöchern und alle Spannungen in den Muskeln fühlst, körperlich jedoch den Hals entspannt hältst.
>
> Bringe den Hals so weit nach rechts, wie du bequem kannst, so, als ob du versuchen wolltest, über deine rechte Schulter zu schauen. Spüre, welche Spannungen du an der Schwelle zum

> Schmerz empfindest.
>
> Entspanne dann deine Muskeln und atme langsam aus, fühle den Atem in den Nasenlöchern und bringe den Hals zur Mitte zurück. Atme langsam und sanft aus und ein und öffne deine Augen.

Nachdem du das im Geist getan hast, führe es auch körperlich aus. Beobachte, was der Geist dabei tut, wie er die feinsten Muskeln und Gewebe beobachtet:

> Beobachte den Geist, wie er den Muskeln befiehlt, sich langsam in Bewegung zu setzen.
> Beobachte den Geist, wie er das macht...
> Bleibe dir deines Atems bewußt und nimm wahr, wie der Geist sich des Atems bewußt ist.
> Lasse den Geist den Geist beobachten, wie er sich des Atems bewußt ist...
> Denke: 'Ich bin mir meines Atems bewußt' und: 'Ich bin mir der Spannungen bewußt, die in meinen Muskeln entstehen.'
> Versuche wahrzunehmen, welche der feineren Muskeln und Gewebe, die du normalerweise nicht bewußt spürst, du jetzt bewußt fühlen kannst und versuche sie im Geist voneinander zu isolieren. (Lasse das eine Unterrichtsstunde in Selbstanatomie sein.)
> Fahre nun fort zu beobachten, wie der Geist dieses Atembewußtsein nutzt, beobachte, wie der Geist Impulse und Befehle zu den Muskeln schickt.

Lasse dies eine Übung im Denken, nicht im Tun sein. Wie denkt der Geist diese oder jene Bewegung? Beobachte die Bewegung. Jede Bewegung reicht von einem zum unmittelbar angrenzenden Punkt. Nimm jeden Punkt dieser kreisförmigen Bewegung wahr. Füge den geistigen Teil der Bewegung ein, während du sie ausführst:

> Bewege deine Hand, einfach so, aufs Geratewohl.
> Folge nun der Bewegung mit den Augen. Schließe die Augen und folge der Bewegung;
> hat die Bewegung einen Sinn?

Mache irgendeine Bewegung von der Länge einer Ausatmung, eine Bewegung, die so lange dauert wie eine Ausatmung und beobachte deinen Geist, wie er sich bewegt.
Beobachte, wie der Geist die Bewegung zusammen mit dem Atem beobachtet.

Bei jeder Bewegung - den ganzen Tag über, überall - wirst du gehen, als wenn du vierundzwanzig Stunden lang tanzt, wenn du es fertigbringst, dir deiner Bewegungen bewußt zu sein. Auf diese Weise wurde der klassische indische Tanz aus Tempel-Anbetungsritualen heraus entwickelt. Man lehrte die Menschen, sich mit Bewußtheit zu bewegen. So tut man z.B. Wasser in die hohle Hand, trinkt es und wiederholt dann den Vorgang. Währenddessen beobachtet man seinen Körper, die Lippen und fühlt den Weg, den das Wasser geht, wenn es getrunken wird. Man nimmt das Wasser mit der linken Hand, benetzt damit die Finger der rechten und läßt diese dann verschiedene Teile des Körpers berühren. Man beobachtet die Bewegung, den Teil des Körpers, der berührt wird, wie die Sinne die Berührung mit dem Wasser wahrnehmen, wie die Bewegung von einem Punkt zum nächsten geht und wie jeder Punkt berührt wird. Und so wird dieses Ritual allmählich von selbst zum Tanz. Jede Handlung, jede Bewegung des Körpers ist ein Tanz. Und das geschieht nicht dadurch, daß wir eine Tanzschule besuchen, sondern indem wir den Geist beobachten, wie er den Körper beobachtet.

2

Anbetung

Wir wollen in diesem Kapitel drei Arten des Zugangs zu Hatha Yoga diskutieren: *tapas* (Übung in Selbstdisziplin), Anbetung und die Entwicklung des Geistes.

Es gibt einen Begriff, *kriya yoga*, der soviel bedeutet wie 'Yoga des Übens'. Kriya Yoga ist jedweder Unterricht in Yoga, ein vollständiger Kursus, in dem etwas geistiges Training enthalten ist - Mantra, Meditation etc., ein wenig Üben der richtigen Sprechweise, ein gewisses Maß an Körperübungen und ein wenig Praxis in bestimmten moralischen Grundeinstellungen usw. In den Yoga Sutras, der wichtigsten Textgrundlage der Yogaphilosophie, wird Kriya Yoga im ersten Satz des zweiten Kapitels, im ersten Aphorismus der ersten Sutra definiert. Und das erste Element dieser Definition von Kriya Yoga ist *tapas*.

Das Wort *tapas* bedeutet Übung in Selbstdisziplin, konzentriertes Üben, etwas mit der größtmöglichen Konzentration angehen, ein Unterfangen, das ein wenig Schweiß und Mühe erfordert, das ist *tapas*. Das Wort *tapas* kommt ursprünglich von Hitze oder aufheizen. Und alles Üben sollte immer auch ein wenig *tapas* enthalten. Das Wort *hatha* wird von dem alten Meister und Autor der Yoga Sutras, Patanjali, nicht benutzt. Er gebraucht das Wort *tapas*, sich erhitzen, ein bißchen schwitzen, intensive Konzentration, so viel wie möglich von sich selbst in diese Konzentration einbringen. Im Übungssystem des Raja Yoga ist die zweite Stufe der achtsprossigen Leiter *niyama*. Und von den fünf *niyamas* oder Verhaltensregeln ist die dritte *tapas*, was soviel bedeuetet wie Askese, Selbstdisziplin. Askese bedeutet keineswegs immer, daß man auf dem nackten Erdboden schlafen oder im Winter kalte und im Sommer heiße Duschen nehmen muß. Es bedeutet einfach Anstrengung und Bemühung deiner gesamten Persönlichkeit, intensive Konzentration auf ein festumrissenes Ziel hin, auf etwas, was du vor dir hast und auf das hin du dir einen kleinen Schubs gibst - gerade einen Schritt mehr, als du gestern tatest. Ohne *tapas* ist keine Reinigung möglich.

Jeder, der Hatha Yoga übt, hat die Erfahrung gemacht, daß man dazu intensive Konzentration braucht, so daß man die feinen und feinsten Gewebe desjenigen Körperteils bewußt spürt, der durch die Übung gerade angesprochen wird. Aber der Zweck und das Ziel von *tapas* ist es, einen intensiven geistigen Zustand zu erreichen. Wenn du dich anstrengst und etwas wiederholt tust, sei es nun körperlich wie im Falle von Hatha oder mit dem Mund wie beim Singen von Liedern oder Mantren oder beim Memorieren von etwas, das du dir einprägen willst, oder sei es auch, daß du das alles nur im Geist tust - am Ende wird der Geist fest darauf gerichtet sein. Solange der Geist nicht fest auf etwas gerichtet ist und solange dieses Etwas nicht in die tiefste Tiefe deines Unterbewußtseins gelangt ist, wissen wir, daß jene Handlung oder jenes Etwas, was immer es auch sein mag, künstlich und äußerlich bleibt. Es bleibt getrennt vom Körper, getrennt vom Leben, etwas, das künstlich eingeführt wurde und nicht natürlich, selbstverständlich und wie von selbst vor sich geht: So wie ein Fahrschüler sehr bewußt schaltet, das Steuerrad hält, auf die Bremse oder das Gaspedal tritt, den Fuß zurückzieht, hierhin und dorthin schaut

- es gibt so schrecklich viele Dinge zu tun. Sehr verwirrend. Aber wenn er das wieder und wieder tut, was geschieht? Oder aber, du bist z.B. umgezogen, und beim ersten Mal mußt du ganz bewußt den neuen Heimweg fahren, beim zweiten Mal auch noch, aber beim dritten oder vierten Mal verläßt du am Nachmittag dein Büro und kommst schließlich vor deiner alten Wohnung an - die Macht der Gewohnheit brachte dich dorthin. Doch nach einer Weile wird es für dich natürlich und selbstverständlich, zu deiner neuen Wohnung zu fahren.

So ist *tapas* also die Lebenseinstellung, durch welche man etwas wiederholt tut, sich wiederholt anstrengt und auf diese Weise etwas endgültig seinem Innern einverleibt. Manchmal mag man auch eine *tapas*-Handlung begehen, nur um seinen Geist zu stärken, indem man z.B. etwas tut, was ein klein wenig unangenehm ist und so die Unterscheidungen zu erobern und zu besiegen lernt, die unser Geist zwischen Schmerz und Freude macht.

Da ist z.B. der Fall eines Yogis, der das Gelübde ablegte, zwölf Jahre lang zu stehen. Zwölf Jahre lang saß er weder noch lag er. Ich denke, seine Schüler zwangen ihn zu einem Kompromiß. Sie bauten eine Plattform, an die er sich lehnen konnte. Nun, was ist der Sinn einer solchen Handlung? Sie liegt auf der gleichen Ebene, wie wenn Sie morgens früh um sechs Uhr aufstehen und übermorgen auch noch, vier Tage lang, und dann vier Monate, vier Jahre, vierzig Jahre lang und dabei entdekken, daß Ihr Geist die Kraft dazu hat. Wenn man das zwei, drei Jahre lang getan hat, ist es nicht länger eine Anstrengung. Es ist jetzt eine Reinigung geworden. Der Geist ist nicht länger träge, nimmt nicht länger diese nachlässige Haltung ein. Wenn du es immer wieder tust, mit ein wenig Kraftanstrengung (*hatha*), indem du dich selbst ein wenig antreibst, veränderst du die Gewohnheit deines Geistes. War es der Geist bisher gewohnt, manchmal bis zehn, manchmal bis acht Uhr morgens zu schlafen, so hast du jetzt, nach zwei Jahren, durch Wiederholung diese Gewohnheit deines Geistes gebrochen. Jetzt findest du es normal und selbstverständlich, dich um sechs Uhr morgens zu erheben und hast so eine gewisse Reinigung des Geistes erreicht: Eine bestimmte unerwünschte Eigenschaft, die sich in deinem Geist befand, ist beseitigt worden. Und dann, wenn du diese Stufe der Reinheit erreicht, wenn du diesen Teil deiner Trägheit und diese Unreinheit besiegt hast, sagst du: "So, und was nehme ich nun in Angriff?" Und du setzt dir ein neues kleines Ziel, wie z.B. die Eroberung des Körpers.

Hatha Yoga ist Eroberung des Körpers. Ein jeder zieht aus, um den Rest der Welt zu erobern. Der größte Sieg aber, den es auf der Welt gibt, ist der Sieg über sich selbst, und der beginnt für einen Durchschnittsmenschen mit dem Sieg über den Körper. Nur sehr wenige Menschen siegen über den Geist und dadurch auch über den Körper. Die Menschen müssen, wie ich weiter oben schon sagte, damit anfangen, sich von der Stelle zu erheben, wo sie hingefallen sind. Und da sie in diesem Haus aus Lehm wohnen, so müssen sie eben bei diesem Haus aus Lehm anfangen, d.h. mit der Eroberung des Körpers. Der Körper sollte nicht dein Feind sein, er sollte keine Befehlsgewalt über dich haben, vielmehr solltest du dem Körper befehlen und einige seiner Gewohnheiten brechen. All das ist in dem Begriff *tapas* enthalten -sich erhitzen, Anstrengung, eine Gewohnheit ändern dadurch, daß man etwas immer wieder tut.

In der Antike und im Mittelalter gab es einige abstoßende Schulen, die eine so extreme Askese lehrten, daß dies sowohl für den Ausübenden als auch für den Betrachter gleichermaßen unerfreulich war. Auf der anderen Seite haben wir im 18. und 19. Jahrhundert eine extreme Reaktion gegen diese Art der Askese erlebt. So wie es im 14., 15. und 16. Jahrhundert das Ziel eines frommen Geistes war, Gott durch Reinigung mit Hilfe jener unerfreulich übertriebenen Askese zu erreichen, ist das Ziel des modernen Menschen Bequemlichkeit - extreme Askese hat extremer Bequemlichkeit Platz gemacht. Nun: Hatha Yoga ist bequeme, angenehme Askese! Mache es dir nicht *zu* unbequem, und strenge dich dennoch ein wenig an. Wenn du auf harmonische und sanfte Weise vorgehst, wird dein Zweck erfüllt, dein Ziel erreicht werden. Ganz allmählich wirst du dich dabei wohlfühlen und vielleicht sogar unwohl ohne das. So ist Hatha Yoga also historisch gesehen eine abgemilderte Form körperlicher Askese. Und, ich wiederhole, es wird ausgeübt zum Zweck der Eroberung des Körpers.

Warum diese Eroberung des Körpers? Nimm z.B. die christliche Doktrin vom Sieg über das Fleisch. Wenn im Westen die Wendung 'Herr über das Fleisch' gebraucht wird, wandern die Gedanken sofort automatisch in Richtung von Fragen wie der Meisterung sexueller Wünsche oder anderer Begierden. Wir aber sprechen hier nicht nur von der Meisterung einer Begierde im Gegensatz zu einer anderen, sondern von der Meisterung aller Körperfunktionen als einem Ganzen - des ganzen Körpers und aller seiner Funktionen. Für die Dauer der Zeit, die du dich dem Üben hingibst, gibt es keine anderen Wünsche. Warum nicht? Weil der Geist nur eine Sache auf einmal wünschen kann, und für die Dauer von fünfundvierzig Minuten hast du den Geist darauf gerichtet, zu beobachten, wie sich der Körper entwickelt, entspannt, Verkrampfungen gehen läßt, Schmerz löst usw., bis der Körper so trainiert ist, daß er lernt, dem Geist zu gehorchen. Jemand, der Hatha Yoga regelmäßig, täglich übt, wird es leichter haben, die Begierden des Fleisches zu überwinden, als jemand, der das nicht tut. Wir sprechen hier nicht im Namen eines puritanischen Ideals, wir wollen keineswegs alle Menschen zu lebenslangem Verzicht auf Ehe und Sexualität bringen. Nehmen wir eine Begierde wie die, zuviel zu essen. Wenn du Sensibilität für deinen Körper entwickelt hast, wirst du es wesentlich leichter finden, solch eine Begierde zu überwinden. Du lernst, wie du Energien in dein System hineinziehen und wie du sie wiederverwenden kannst. Diese Eroberung des Körpers durch den Geist ist also das erste philosophische Ziel von Hatha Yoga - daß der Körper unter der Führung des Geistes stehen sollte. Der Geist sagt: 'Bewege dich!' Und der Körper bewegt sich. Der Geist sagt: 'Erhebe dich, ohne mit der Hand den Boden zu berühren, indem du nur deine Waden-, Knie- und Oberschenkelmuskeln benutzt.' Und der Körper tut es. Der Körper sagt nicht: 'Oh, ich fühle mich so faul und träge, ich denke, ich bleibe hier auf diesem bequemen Bett liegen mit all diesen bequemen Kissen auf dieser schrecklichen, das Rückgrat verdrehenden Matratze. Ich fühle mich so wohl!' Diese Art von Macht - eine machtlose Macht -, die der Körper über den Geist hat, muß gebrochen werden. Andernfalls kannst du weder für längere Zeit dasitzen und meditieren noch tief atmen, noch gesund bleiben oder dein Verdauungssystem auf irgendeine ordentliche Art und Weise funktionieren lassen. Den Körper zum würdigen und geeigneten Gefäß für die Anbetung Gottes zu machen, wird zum eigentlichen Zweck von Hatha Yoga. Das war das Ziel, der einzige Grund, um dessentwillen die Yoga-Meister in alter Zeit mit der Wissenschaft des Hatha Yoga begannen - Anbetung mit dem Körper und durch den Körper. Wenn der Körper nicht rein ist, dann übt er eine hinderliche Wirkung auf den Prozeß der geistigen Reinigung aus. Früher oder später, auf die eine oder andere Weise, wird der Körper zum Hindernis für den Geist bei dessen eigener Übung im Gebet, im Gottesdienst oder in der Meditation.

Dieses *tapas*, diese Anstrengung, die sanfte Anstrengung, ist der Punkt, wo die gesamte Praxis des Hatha Yoga in die Lehre von Patanjali hineinpaßt.

Nun kommen wir zur Anbetung. Es ist schwer zu entscheiden, wieviele Menschen, die Yoga-Körperübungen praktizieren, das im Geiste der Anbetung tun. Aber für mich ist Hatha Yoga Anbetung, Gottesdienst. Hiermit liefere ich keineswegs eine Neu-Interpretation von etwas, das es schon vorher gab. Vielmehr existierte diese Interpretation ebenfalls schon, denn das ist es, was Hatha Yoga immer schon war, als mit dem gesamten Übungssystem begonnen wurde, und nur im modernen Kontext, in Indien sowohl als auch hier im Westen, hat man es von der Anbetung losgelöst. Der heutige Mensch kennt Anbetung nur als sprachliche Angelegenheit: ein frommes Lied singen, ein Gebet sprechen, bestimmte Worte gebrauchen usw. Anbetung mit dem Körper und Anbetung mit dem Geist, diese beiden Aspekte sind nahezu vollständig vergessen worden. Ein Wahrheitssucher aber ist einer, bei dem Geist, Sprache und Körper unisono zusammenwirken. In der Tat gibt die traditionelle Überlieferung von der Wahrheit, der persönlichen Wahrheit in Bezug auf wahrheitsgetreues Sprechen und wahrheitsgetreues Handeln folgende Definition: 'Was jemand im Geist denkt, das spricht er auch aus; was jemand ausspricht, das setzt er in Handlung um; was jemand in Handlung umsetzt, das wird er auch glücklich zu Ende bringen.'

Die gesamte Persönlichkeit ist beteiligt. Dann können Anbetung und Körperübungen nicht mehr voneinander getrennt werden. Der ganze Mensch ist beteiligt: Geist und Sprache; die Muskeln; Geist, Mund und Muskeln. Die gesamte Persönlichkeit *muß* beteiligt sein.

Wir wollen mit einer sehr einfachen Übung beginnen, mit *Surya-namaskara*, dem Gruß an die Sonne. In Indien war und ist es Tradition, beim Morgen- und Abendgebet der Sonne zugewandt zu sitzen. In der christlichen Tradition ist die Sonne das Symbol für Christus; Osten ist Sonnenaufgang. All diese symbolischen Assoziationen existieren. Nicht nur der Sonne wendet man sich in Indien während des Gebets zu, sondern, wenn möglich, auch anderen schönen Naturphänomenen. So ist es z.B. eine wunderschöne Erfahrung, am Ufer eines Flusses oder an anderen fließenden Gewässern zu sitzen und zu meditieren. Normalerweise kommen die Menschen morgens aus dem Dorf, erledigen ihre morgendlichen Angelegenheiten, waschen sich, baden, tauchen ein ins fließende Wasser.

Die Sonne ist das Symbol des Lichts. Das Ideal war, vor Sonnenaufgang aufzuwachen. In diesen Breiten ist das nicht immer möglich wegen der großen Unterschiede zwischen den Jahreszeiten. Aber in Indien beträgt die Zeitverschiebung nicht mehr als ungefähr eine Stunde. Die Morgenstunde um halb fünf Uhr herum oder sogar noch eine Stunde früher wird als *Brahma-muhurta*, die Stunde Brahmas angesehen, die göttliche Stunde. Diese *Brahma-muhurta*, diese Stunde zwischen drei Uhr und halb fünf, ist eine sehr seltsame, sehr mächtige Stunde. Zu dieser Stunde werden viele Gewaltverbrechen begangen. In den Hospitälern sterben viele Menschen um diese Zeit. Es ist eine Stunde, in der das Energiefeld um uns herum intensiver ist als sonst. Es ist die natürliche, die gegebene Stunde für das Gebet, für *tapas*, für jede Art Übung. Du kannst in dieser Zeit deine Energien mißbrauchen und Gewaltverbrechen begehen, oder du kannst lieben und zum Instrument einer Empfängnis werden, oder du kannst dich hinsetzen und meditieren. Nun, nicht alle Yogis halten das so, aber in einer großen Anzahl von Ashrams in Indien ist das die Zeit, wo die Menschen aufwachen, eine bestimmte geistige Haltung einnehmen, sich duschen und ihre Übungen machen. Nimm das jetzt nicht allzu wörtlich und sage nicht: "Ich kann nicht um vier Uhr morgens aufstehen, also höre ich wohl besser ganz mit Hatha Yoga auf." So ist das nicht gemeint. Du bist frühmorgens aufgewacht und standest im Angesicht der Sonne. Tatsächlich ist das Wort 'Anbetung' im Sanskrit ein Synonym für das Wort 'Zwielicht', *Sandhya*, eine Verbindung, eine Verknüpfung von Tag und Nacht. Wenn du dich der Sonne zuwendest, solltest du vor ihr nicht nur wie vor einem gewöhnlichen Naturphänomen stehen. Der gesamte Prozeß des Yoga hängt am philosophischen Innewerden der einen Tatsache, von der wir schon wiederholt gesprochen haben.

Was in diesem Ei ist, in diesem grob ovalen Umriß des Körpers in der Meditationshaltung, das ist auch im kosmischen Ei enthalten. Was auch immer sich im kosmischen Ei befindet, befindet sich auch in diesem Ei. Die Idee des Yoga ist es, diese beiden miteinander in Verbindung zu bringen. Wenn Sonne und Mond dort draußen scheinen, wo sind dann Sonne und Mond in mir? Warum ruft mich mein Blut ans Meeresufer? Was ist das für eine Verbindung zwischen meinen Arterien und Venen und den Flüssen, die auf dieser Erde fließen? Das Licht und der Glanz, die ich dort draußen sehe, sind Licht und Glanz, die in meinen Augen sind; und das Licht und der Glanz, die in meinen Augen sind, existieren nicht aus sich selbst, sondern aufgrund eines anderen Lichtes, des *Prana*-Lichtes in meinem Geist, aufgrund des Lichtes von *Prana* und Lebenskraft in meinem System. Die Sonne repräsentiert das innere *Prana*. Es gibt einen Text über *Prana*, den man lesen sollte, und zwar ist das eine der elf wichtigsten Upanischaden mit Namen *Prashna Upanishad*, die sich mit dem Thema *Prana* befaßt.

Was für eine Verbindung besteht zwischen *Prana*, der Lebenskraft in unserem Innern, und der Sonne, die am Himmel scheint? Durch die Strahlen der physischen Sonne werden wir nicht nur wach und bewußt, sondern jenes Etwas, das in der Sonne scheint und jene Kraft selbst, die *Prana* ist und Vitalität, Bewußtheit und Lebendigkeit in unserem Körpersystem - diese zwei Dinge sind ein und dasselbe und eins mit dem göttlichen Licht. Es ist dasselbe Licht, das in beiden scheint, und aus diesem Grunde ziehen sich die beiden gegenseitig an. Es ist nicht gemeint, daß beide denselben Ursprung hätten, nein, beide sind eins. Und wenn du zur Sonne aufblickst, so sollte sie dich sofort an jenes große Licht erinnern, das wie zehntausend Sonnen leuchtet, von dessen innerer Erfahrung die großen Meister berichten. Denn alles, was außen ist, ist ein Symbol für das, was im Innern ist. In deinem Leben sollte es keine Handlung geben, die nicht irgendwie innerlich mit dem Göttlichen in dir in Verbindung steht. Wenn du morgens Hatha-Yoga-Übungen machst, so bedeutet das, daß du auf der körperlichen Ebene jene Verbindung herstellst. Du gehst ins Freie, stehst vor der Sonne und schaust auf zu ihr - aber du beginnst nicht sofort, sondern du läßt deinen Körper los und tauchst ein in jene Region des Lichts, eines spirituellen Lichtes im Innern, des Prana-Lichtes in deiner Lebenskraft, in deiner physischen Persönlichkeit, in das Licht der Sonne im gesamten Universum. Du stellst diese geistige Verbindung her. Ohne sie ist deine Einstellung nicht richtig, und du kannst nicht mit

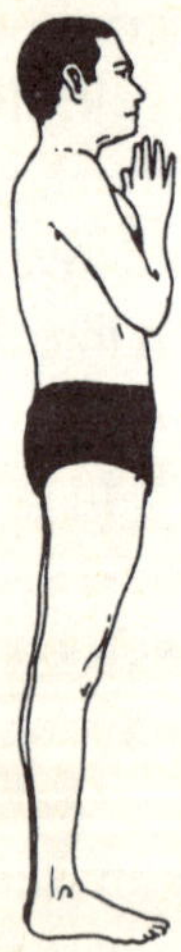

Yoga beginnen, denn Yoga ist Vereinigung. Wenn du Hatha Yoga übst und mit dem Gruß an die Sonne beginnst - was für eine Vereinigung ist das? Wessen Vereinigung mit wem? Vereinigung des Prinzips, das den gesamten Bereich 'Licht' repräsentiert, mit dem geistigen Licht, mit dem Sonnenlicht. Wenn du so im Angesicht der Sonne stehst, wird sie für dich zum symbolischen Objekt der Anbetung: 'Hier in meinem Innern geht die Sonne auf und scheint in mir', und sofort sollten Körper und Geist sich mit *Prana* füllen. Du kannst gar nicht anders, als eine anbetende Haltung einzunehmen.

Das Chakra des Gebets ist das Herzzentrum. Ja, das Bewußtseinszentrum für Hingabe und Gebet ist das Herzzentrum. Viele Menschen falten die Hände und denken: 'Nun ja, es wird von uns erwartet, daß wir die Hände falten. Was für eine

Wirkung hat das aber auf die Hände, und was habe ich vom Händefalten? Werden Handgelenke oder Finger dadurch gestärkt?' Wenn du nur auf solcher Art äußerlichen Nutzen aus bist, wirst du es im Hatha Yoga nicht weit bringen. Wenn wir den Gruß an die Sonne lernen, sagt man uns, daß wir die Daumenrücken gegen das Herzzentrum drücken sollen. Wir drücken also, und das löst etwas aus in unserem Gefühlszentrum. Wir erinnern uns an eine Gebetshaltung, deren Bild in uns aufsteigt, und wenn wir den Druck auf das Herzzentrum ausüben, entsteht da sofort ein leises Gefühl, daß wir gern den Nacken beugen möchten. Und dieses körperliche Gefühl ist nicht nur einfach ein körperliches Gefühl, sondern Bereitschaft zu beten. Erst, wenn wir das getan haben, richten wir uns auf und beginnen mit unseren Übungen.

Das kennzeichnet aber nicht nur die Praxis des Hatha Yoga. Auch der klassische indische Tanz beginnt immer mit einem Lied, einer Huldigung, ein paar Zeilen aus einem Gebet, Hingabe. Der Tanz wurde in den Tempeln entwickelt, denn auch er war ein Akt der Anbetung mit dem Körper. Man betete mit dem Körper und spielte die Geschichten der großen Inkarnationen im Tanz nach. Der Gedanke an Tanz als Teil sagen wir beispielsweise einmal einer Christmette mag uns hier absonderlich erscheinen. Aber bei der Anbetung der Inkarnation Krishnas dächte man nicht im Traum daran, diese Anbetung ohne irgendeine Art Tanzschritt auszuführen - als ein Gebet mit dem Körper. Beten ist nichts, was wir nur mit dem Mund, nur mit der Sprache tun. So ist also Hatha Yoga Anbetung mit dem Körper, und jede Bewegung hat eine geistige

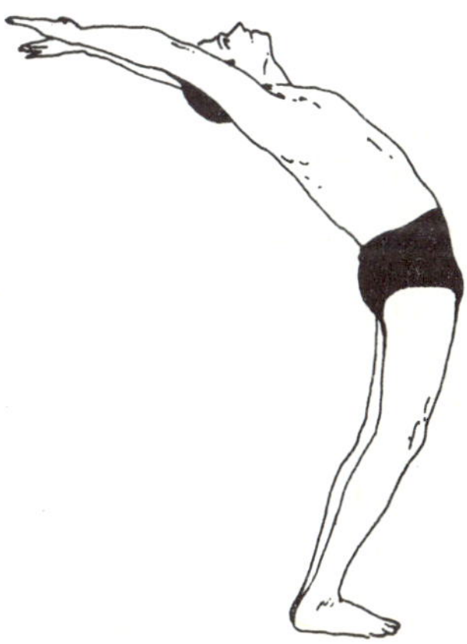

Bedeutung. Falte die Hände in Form einer noch nicht ganz aufgeblühten Blume, und dann lasse die Knospe sich öffnen und zur Blume werden - das ist das Symbol einer Blume. Diese Blume bringen wir vor das Herzzentrum. Jeder geheime Duft einer jeden Blume da draußen in der Welt wartet in meinem Herzen darauf, als Duft meines Gebetes verströmt zu werden, als Duft meiner Hingabe, die sich nach etwas Großem sehnt.

Wenn du dieses Große nicht 'Gott' nennen willst, nenne es 'Sonne', nenne es, wie immer du willst - aber die Bereitschaft zu beten ist das, womit die eigentliche Hatha-Yoga-Praxis anfängt. Ganz natürlich möchtest du aufstehen und die Sonne ansehen. Ich strecke mich dir, Sonne, entgegen, ich schaue auf zu dir, ich breite meine Arme aus nach dir, ich gehe dir entgegen und fühle mich so emporgehoben, meine Seele, mein Geist fühlen sich durch deine Herrlichkeit so aufwärts gezogen, und ich fühle mich demütig, so bescheiden, so weit unten und klein, daß ich mich herunterbeuge.

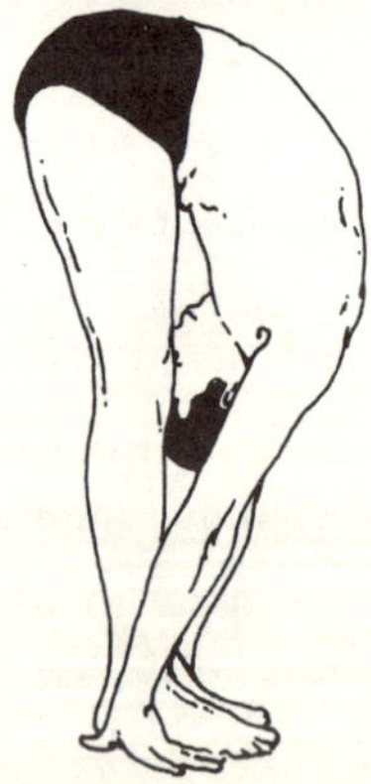

Das ist die erste Bewegung aus dem Gruß an die Sonne - ich öffne meine Augen und meine Arme, strecke mich nach oben und schaue die Sonne an, ich fühle das *Prana* kommen, die große Herrlichkeit des *Brhat*, die unermeßliche Lebenskraft, die da vor mir scheint, und meine Arme greifen nach dem gesamten Universum, damit ich mit meinen Fingern das Licht berühren kann, das Licht, das in allen Galaxien scheint. Und wenn ich dort hinaufreiche und die Herrlichkeit berühre, ist das so groß und übermächtig, daß ich mich sehr weit unten und sehr klein fühle, und so beuge ich mich herunter, meine Hände gehen herab bis auf die Erde, und ich berühre die Erde mit meinen Händen -diese solide Erde, auf der ich stehe, auf die jenes Licht, jene

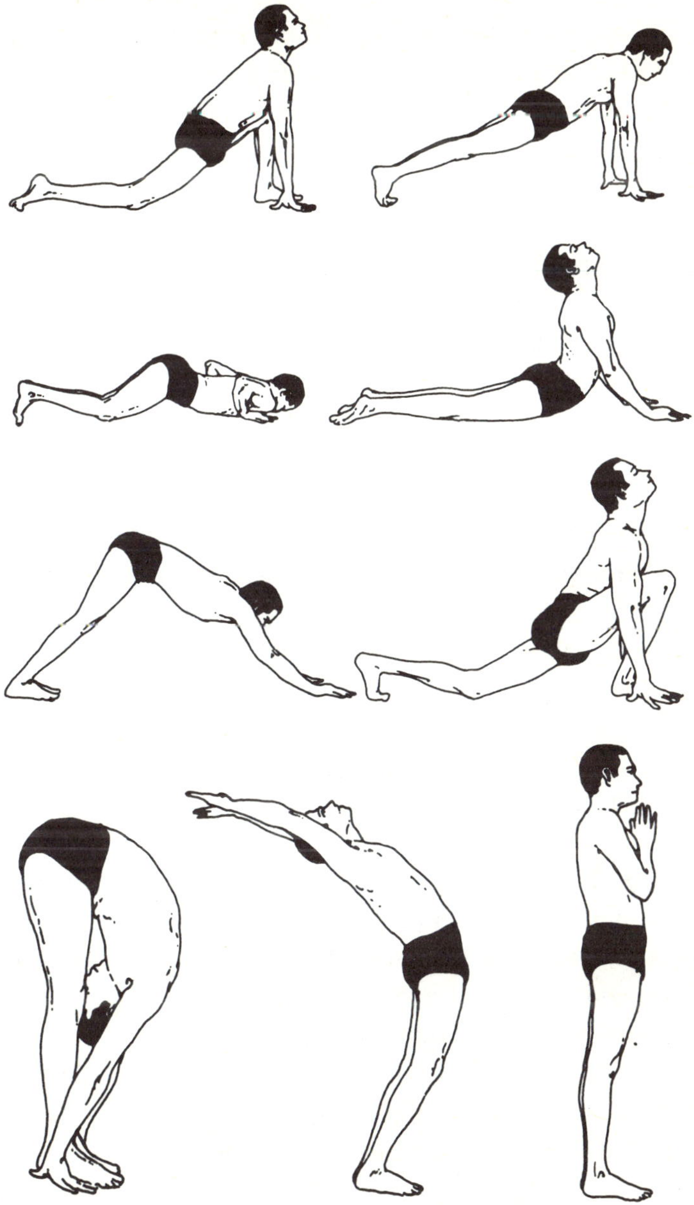

Herrlichkeit, jene Macht, jenes *Prana* heruntergekommen ist und das genauso aus dem Innern der Erde kommt und in mir aufsteigt. Ich berühre diese solide Erde. Ich fühle mich unten, mein Kopf ist unten an meinen Knien, und ich sehe die gesamte Schöpfung; ich sehe nicht nur Engel und Devas, Götter und Inkarnationen, sondern auch die gewöhnlichen Lebewesen, jene auf vier Füßen. Auch zwischen ihnen und mir stelle ich eine Gemeinschaft her, und ich sehe die Erde, wie sie sie sehen, und wie die Erde sie alle erhält, und ich gehe meinen Weg auch zusammen mit ihnen.

Diese ganze Serie von Bewegungen ist eine poetische Hymne auf den Körper. Wenn dein Geist nicht mit der Stimmung dieser poetischen Hymne in Einklang ist, so findet auch kein Hatha Yoga statt - *ha*, die Sonne, *tha*, der Mond. Beide, Sonne und Mond, sollten gegenwärtig sein - das Licht und die Kühle, die Anspannung und die Entspannung, das, was aus sich selbst heraus leuchtet, die Sonne, und das, was Licht von der Sonne empfängt, der Mond - neben all dem technischen Gerede vom gleichmäßig starken Atemfluß im rechten und linken Nasenloch usw. Rezitiere diese kosmische Poesie am Morgen mit deinem Körper und sieh, wieviel Freude du daran hast. Das ist Anbetung. Die gesamte Übungsserie wird aus solch einer Haltung heraus betrachtet: Du gehst in eine Körperhaltung hinein und erlebst, wofür sie ein Symbol ist - welche Körperhaltung auch immer. Dabei sind auch die Namen für die verschiedenen Übungen von Bedeutung.

Viele Menschen wissen beispielsweise nicht, daß in der alten Tradition dieser gesamte Prozeß Teil eines Anbetungsrituals war. Und auch heute noch gehen Menschen, die kein Hatha Yoga praktizieren, durch dieses tägliche Morgenritual, diese Poesie, die dem Herzen entspringt. Ein traditionelles indisches Gefäß oder *kalasha*, ein Wasserkrug, wird gleichermaßen beim Baden zum Schöpfen heiligen Wassers als auch zum anbetenden Opfern des Wassers benutzt. Dieser Krug hat die Form eines Kopfes. Und von frühester Kindheit an lernt ein jeder, am Morgen dieses Gefäß gefüllt - gefüllt mit Wasser, niemals leer - mit hinunter zum Fluß zu nehmen, um nach dem Bad dort niederzusitzen und zu meditieren.

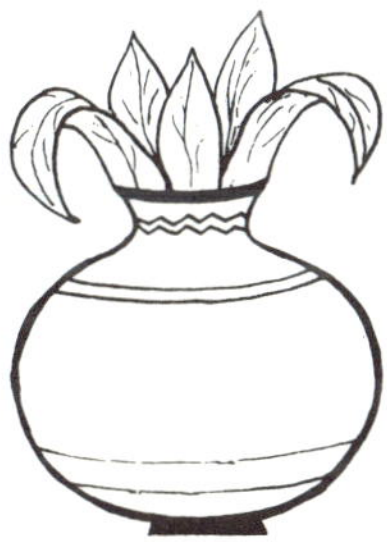

Nimm dieses gefüllte Wassergefäß - immer voll, als Symbol für das, was ein Mensch als Kind am meisten liebt und schätzt: die Brüste der Mutter auf der emotionalen Ebene - oder den menschlichen Kopf voller Gedanken, niemals leer, immer gefüllt, und setze dich hin mit dem vollen Wasserkrug. Gelegentlich, wenn du für einen Kranken beten möchtest, lege deine Hände auf den gefüllten Wasserkrug, setze dich hin und meditiere. Am Ende der Meditation opfere die Frucht dieser Meditation mit einem heilenden Gebet für den Kranken und gib ihm das Wasser zu trinken oder besprenge ihn damit, so daß das Wasser ihn heilend berührt.

Nach der Morgenmeditation unter einem Baum, auf dem Gras, am Fluß, bringt man den vollen Wasserkrug heim. Das Gefäß wird niemals leer nach Hause gebracht. Stand man in alten Zeiten gerade im Begriff zu verreisen und jemand brachte einen Krug voll Wasser ins Haus, so wurde das als sehr gutes Vorzeichen betrachtet, es war das Symbol für eine gute Reise. Immer wurde die Fülle betont. Gelegentlich pflegte man vor dem Nachhausekommen ein paar Grashalme oder grüne Blätter in den Krug zu tun. Und selbst in den modernen Sprachen des heutigen Indien fragt man jemanden nach seinem Wohlbefinden mit den Worten: "Bist du *kushala*?" Das Wort *kushala* heißt: 'der, der am Morgen nach dem Gebet etwas Grünes heimbringt' und das bedeutet: 'Geht es dir geistig und seelisch gut genug, morgens rechtzeitig aufzuwachen, hinauszugehen, dein Gebet und deine Meditation zu verrichten, gut genug, den ganzen Weg zu machen, ausgeglichen genug, um daran zu denken, etwas Grünes zu pflücken, es in den gefüllten Wasserkrug zu tun und nach Hause zu bringen?' All dies ist in dem Wort *kushala* enthalten. Bist du *kushala*? Geht es dir gut?

Fülle. Die Fülle deines Geistes wird betont. Manchmal läßt man ein Kind das Gefäß mit Wasser füllen und dann, im Angesicht der Sonne, ein Wasseropfer darbringen, das Wasser in gleichmäßigem Strom ausgießen und diesen gleichmäßigen Wasserstrahl beobachten, während der Atem mit diesem gleichmäßigen Strom fließt.

All dies sind Symbole. Einige der Gesten und Bewegungen in den Hatha-Übungen sind symbolisch. Du bewegst deinen Arm und bringst ihn damit dem Göttlichen dar. Das ist nicht bloßes Muskeltraining, sondern: 'Hier gebe ich meinen Arm, und hier empfange ich von dir die Kraft und die Bewegung.' Eine Vorwärtsbeuge in der Ausatmung ist eine Geste der Demut und Bescheidenheit, ein Sich-Hinabbeugen zur Mutter Erde; ein Sich-Strecken und Zurückbeugen nach oben bedeutet aufzuschauen zum Himmel, mich mit Sonne zu füllen, an das Licht zu denken, das hier in mir ist, und in Kontakt zu kommen mit jener kosmischen Herrlichkeit. Und dann wieder das Zurückkommen zur Erde, ausatmend. In einer Stellung zu verharren, still zu halten in ihr, bedeutet aufrechtzuerhalten, womit du dich gefüllt hast. Im Universum enthalten alle Zyklen, alle Spiralen die Stationen der Schöpfung, Erhaltung und Auflösung. Alle Anbetung in dieser Tradition ist ein Nachspielen der universellen Zyklen: Schöpfung, Erhaltung und Auflösung, der Dreiheit von Brahma, Vishnu und Shiva, von Schöpfer, Erhalter und Zerstörer. In den Asanas ist Schöpfung, Aufrechterhalten und dann das Zurückgehen durch den Zyklus ebenfalls enthalten. Der Zyklus der Asanas sollte dich an diesen Zyklus von Ausatmen - Tod, Einatmen - Geburt und Erhaltung - an den Zyklus von Geburt, Tod und Reinkarnation erinnern. Je länger du eine Stellung einnimmst, desto mehr verlängerst du dein Leben, sowohl symbolisch als auch durch den körperlichen Nutzen, den du davonträgst.

Das Allererste morgens ist Stuhlgang. Von Anfang an wird jedes Kind dazu erzogen - Entleerung, Reinigung. Man kann keine Übungen machen mit vollem Darm. Mund reinigen, duschen, Hatha-Yoga-Körperübungen, Meditation. Die Körperübungen gehen ganz natürlich über in Entspannung, und die Entspannung mündet ganz natürlich in Meditation. Und dann gehst du ebenso natürlich hinaus in die Welt und hast einen sehr, sehr glücklichen Tag. Du singst den ganzen Tag, wo auch immer du bist. Einige von den jungen Männern im Ashram helfen mir, indem sie mich manchmal hierhin und dorthin fahren, und die Frauen sagen dann: "Ihr habt es gut, ihr habt die Gelegenheit, mit Panditji zusammenzusein." Und die Männer antworten: "Alles, was er macht, ist, im Auto zu sitzen und entweder zu singen oder zu meditieren." Aber ich bin einfach glücklich. Es gibt in meinem Leben sehr, sehr wenige Gründe zum Unglücklichsein. Sei fröhlich. Es gibt im Hindi einen Ausdruck - *kush raho* - sei glücklich, stehe da und lache in den Wind. Wenn dein Körper fit und dein Inneres sauber ist, ist dein Geist nicht bedrückt.

In jeder Körperhaltung sollte also diese innere Wachsamkeit und in jeder Stellung auch jene vom Herzen herkommende tiefere Bedeutung gegenwärtig sein: ein Gebet, Ehrfurcht, Bewußtheit. Wenn mein Körper diese oder jene Stellung einnimmt, was für eine Stimmung entspringt daraus natürlicherweise? Oder: Welche Stimmung brachte mich dazu, diese Stellung einzunehmen? Beides sollte ich beobachten: Was für ein Gefühl führt zu einer bestimmten Körperhaltung, und welche Gefühle rufen eine bestimmte Körperhaltung hervor? Du kannst experimentieren; du kennst deinen Körper und seine Sprache, du weißt, was es bedeutet, wenn du dich 'so' oder 'so' fühlst. Finde also heraus, auf welche Weise diese oder jene Stimmung, dieser oder jener Gedanke mit einer Körperhaltung zusammenhängen. Analysiere, beobachte und erobere das alles. Der Sieg über Stimmungen und Launen bedeutet, daß du in deinem Leben niemals mehr ihrer Tyrannei ausgesetzt bist, sondern daß deine Stimmung zu deinem Vergnügen da ist. Kennst du die Tyrannei von Stimmungen und Launen? 'Ich kann dies und jenes nicht tun, weil ich nicht in der Stimmung dazu bin. Ich fühle mich niedergeschlagen und depressiv.' Wie kannst du niedergeschlagen und depressiv sein, wenn du am Morgen aufgewacht bist, zur Sonne aufgeschaut und die Augen zu den fernen Galaxien erhoben, ihr Licht in sich aufgenommen und es so auf die Erde heruntergebracht hast? Und von dieser Erde bist du wieder aufgestanden, hast nach oben geblickt und ließest dich selbst wieder auferstehen. Wie also kannst du niedergeschlagen und depressiv sein für den Rest des Tages? Sitze also nicht mit hängenden Schultern da und behaupte, du seist wie das Licht der Sonne. Hatha Yoga wird dich nicht nur zum Sieg über den Körper, sondern auch zum Sieg über Stimmungen und Launen führen.

Frage: Welchen Platz haben die Gelenk- und Drüsenübungen?

Antwort: Auf jeder Ebene des Übens ist etwas Körperliches, etwas Geistiges und etwas Kundalini-Praxis enthalten, je nachdem, was du mit deinem Geist machst. Die meisten Menschen versuchen sich an den Gelenk- und Drüsenübungen, indem sie lediglich ihren Körper bewegen -und das gilt auch für die meisten Lehrer! Wenn du dich an das Prinzip erinnerst, das wir schon wiederholt betont haben, daß nämlich die Bewegung des Körpers nichts ist, sondern daß die Bewegung des Geistes die Bewegung des Körpers ist, dann wirst du wissen, daß es der Geist ist, der sich bewegt und daß erst dann der Körper sich bewegt. Du beobachtest die Bewegung des Körpers, welche aus der Bewegung des Geistes folgt. Demzufolge ist also jede körperliche Übung zunächst einmal eine geistige Übung. Laßt uns die folgende versuchen:

Schließe die Augen und entspanne deine Stirn, Augenbrauen und Gesichtsmuskeln.
Lasse nun alle Spannung daraus gehen.
Gib jetzt den Befehl dazu.
Entspanne nochmals deine Schultern.
Schicke den Befehl nun zu dem Punkt, wo du Bewegung fühlst auf dem Weg hinunter bis in die Fingerspitzen. Die Fingerspitzen sind bereit, sich aufzurichten, aber du tust das nicht. Beobachte!
Entspanne dich nun von den Schultern bis hinunter in die Fingerspitzen.
Halte die Augen geschlossen.
Schicke nun deinem Arm den Befehl, sich zu bewegen; fühle, wie der Befehl hinabgeht und von den Schultern bis zu den Fingerspitzen eine Spannung erzeugt.
Lasse nun eine Hand sich ganz leicht heben, gerade so viel, um den Druck auf dem Bein zu verringern, wo die Hand gelegen hat.
Lege die Hand zurück und entspanne dich.
Entspanne dich vom Gehirn bis zu den Fingerspitzen.
Beobachte nun, wie der Befehl vom Gehirn bis zu den Schultern geht, von dort zu den Fingerspitzen, und hebe deine Hand noch einmal ganz leicht.
Hebe die Hand.
Beobachte, wie sie sich bewegt.
Strecke deine Hand sehr langsam aus;
beobachte, wie sie sich ausstreckt.
Fühle jede Faser deiner Hand.
Fühle nun jede Faser deiner Hand, während du dich langsam entspannst und die Hand langsam herunter- und zurückgeht.
Entspanne alle deine Muskeln.
Öffne deine Augen.

Wir haben nicht einmal eine vollständige Gelenk- und Drüsenübung gemacht, sondern du siehst ganz einfach, was du lernen kannst, wenn du eine Bewegung beobachtest. Wenn du die ganze Bewegung beobachtet hättest, was hättest du gefühlt? Manche, die Gelenk- und Drüsenübungen lehren, beherrschen diese Gewohnheit der Selbstbeobachtung noch nicht vollständig. Wenn ich meine Gelenk- und Drüsenübungen mache, beobachte ich jede Bewegung, jeden einzelnen Punkt der Bewegung, von einem Punkt zum nächsten Punkt - was dabei mit meinen Fingern geschieht und was mit jedem feinsten Muskel meiner Hand, wie sich die Hand streckt, wie sich die Ellbogen strecken, was ich in jedem einzelnen Muskel fühle, was in jeder kleinsten Körpergegend. Auf diese Weise lerne ich etwas über meine Anatomie. Ich kann dann z.B. herausfinden, wenn ich Kopfschmerzen habe, welcher Teil meiner Anatomie davon betroffen ist.

Wenn du Hatha-Übungen machst, praktizierst du sie als einen Denkprozeß. Der Körper wird dir dann viel leichter gehorchen. Wann immer du Hatha-Übungen machst, ob du nun Lehrer oder Schüler bist, führe sie zunächst in deinem Geist als Denkprozeß durch!

> Schließe die Augen.
> Sitze gerade.
> Stelle dir vor, daß du dich nach vorne beugst, ohne dabei das Rückgrat zu krümmen, so als ob du dich aus der Hüfte heraus bewegtest, bis du schön weit nach vorne gebeugt bist.
> Beginne dann, dich langsam nach vorne herunterzubeugen. Sieh dich in deinem Geist, wie du dich nach vorne beugst und mit der Nase den Boden berührst.
> Bleibe einen Moment in dieser Haltung und komme dann langsam hoch in deine vorige Sitzstellung.
> Setze dich dann langsam gerade auf, während du einatmest, bis deine Wirbelsäule vollkommen gerade ist.
> Atme nun wieder aus.
> Beuge dich nun noch einmal im Geist nach vorne und berühre allmählich, langsam, mit der Nase den Boden und beobachte, was dabei in deiner Magengegend passiert, was mit der Wirbelsäule geschieht, während du in dieser Position bist.

Verschränke im Geist die Hände auf dem Rücken und beobachte einfach, was in dieser Haltung mit jedem deiner Muskeln passiert.
Richte dich auf, atme langsam ein.
Während du dich aufrichtest, fühle, was mit den Oberschenkeln geschieht, mit deinen Bauchmuskeln, den Seiten, den Lungen und mit der Atmung.
Entspanne deine Schultern und Arme vollständig, und ohne daß du die geringste Spannung in deinen Schultern aufkommen läßt, hebe im Geist deinen rechten Arm, so daß dein Kinn auf den Handrücken zu liegen kommt.
Halte den Arm entspannt.
Strecke langsam den Arm aus und beobachte dich dabei, wie du das tust.
Öffne die Augen.

Du siehst, es ist der Geist, der sich bewegt. Die Bewegung beginnt in dieser Art von Gedanken, und erst dann bewegt sich deine Anatomie - sogar noch, ehe du das erste Aufflackern einer Spannung in deinem Schulterblatt spürst. Wenn der Geist das Signal aussendet, daß der Arm sich bewegen soll, in welchen feinen Geweben spürst du dann das erste Zucken, nachdem das Signal das Gehirn verlassen hat? Bewege den Muskel nicht. Beobachte die Bewegung des Geistes, bewege den Muskel in deinem Geist. Du tust das die ganze Zeit, ohne es zu merken, weil es so schnell geschieht, daß du nicht dabei verweilen kannst.

Entspanne die Schultern und alles übrige.
Ohne die leiseste Spannung in der Schulter aufkommen zu lassen, beobachte den Geist, wie er nun den Befehl aussendet, den Arm zu bewegen.
Höre sofort auf, wenn du die erste Spannung zu fühlen beginnst, die den Anfang der tatsächlichen Bewegung des Körpers ankündigt.
Beobachte, wie der Befehl hinuntergeht;
halte dann den Befehl an und widerrufe ihn.
Halte Schultern und Hals vollständig entspannt.

Dein Geist sendet den Befehl zur Bewegung aus, du beobachtest, wie der Befehl abgeht, und doch bewegst du dich nicht.
Erlaube nicht, daß sich die kleinste Spannung bildet.
(Bevor du nicht deine Entspannungsübungen beherrschst, wirst du damit Schwierigkeiten haben.)
Nun gehorche dem Befehl nur so weit, bis du das Aufkommen einer ganz leichten Spannung fühlst, die den Beginn der Bewegung ankündigt.
Wenn du das körperlich tust, wirst du das besser meistern.
Schließe dann wieder die Augen.
Entspanne dein Gesicht,
die Stirn,
das Gesicht,
den Kiefer,
die Schultern,
das Herzzentrum.
Atme langsam und leicht und stelle dir vor, daß du stehst, die Füße leicht auseinander.
Sieh dich vor deinem geistigen Auge, wie du vor dem Herzzentrum die Hände zusammenlegst und mit dem knochigen Rücken deiner Daumen gegen das Herzzentrum drückst.
Beobachte deinen Atem.
Sei dir der Haltung deiner Wirbelsäule bewußt, während du stehst. Hebe die Arme, so daß die Ohren zwischen die Arme kommen.
Strecke dich nach oben und schaue empor zur Sonne.
All die wundervolle Energie des gesamten Universums fließt in dich hinein, denn die Energie und das Licht in dir sind dieselben wie das Licht in der Sonne, und du sagst: Ich bin die Sonne.
Bewege dich langsam nach vorne und beuge dich aus der Hüfte heraus, nicht von der Mitte der Wirbelsäule her.
Beuge dich weiter und weiter nach vorne und sieh dich, wie deine Stirn die Knie berührt, während deine Hände zu beiden Seiten der Füße den Boden berühren.
Bleibe in dieser Haltung und beobachte, was mit deiner Wirbelsäule und was mit dem Atem geschieht, wo die Anstrengung und Spannungen in deinen Schultern und Knien sind.
Komme dann langsam wieder hoch und richte dich aus der Taille heraus gerade auf.
Öffne die Augen.

Meistere das als Denkprozeß, dann wirst du genau wissen, was du mit deinem Körper tun sollst. Du würdest noch nicht einmal einen Lehrer brauchen. Die Bewegung des Körpers ist nichts. Es ist die Bewegung des Geistes, auf die es ankommt.

Frage: Gibt es aufeinander aufbauende Serien von Stellungen im körperlichen Teil des Hatha Yoga? Oder eine Beschreibung der Beziehungen der einzelnen Stellungen zu den Körperteilen, auf die sie wirken?

Antwort: Ja, natürlich. Da ist z.B. das Prinzip des Ausgleichs. Du machst eine Übung, die deine rechte Seite dehnt, und so mußt du unmittelbar darauf eine Übung machen, die deine linke Seite dehnt. Wenn du eine Vorwärtsbeuge machst, so mußt du dich danach zurückbeugen. Wenn du etwas tust, was zu Anspannung führt, mußt du unmittelbar danach etwas tun, was dich entspannt. Bringe Ein- und Ausatmung ins Gleichgewicht. Beginne mit den gröberen Muskelgruppen und schreite dann zu feineren fort, bis du zum Schluß zu den Mudras und meditativen Haltungen kommst.

Indiens Verfassung enthält einen Artikel, der besagt, daß bestimmte Künste und kulturelle Aktivitäten im Oberhaus repräsentiert sein müssen (wie auch im Senat der USA). Ein hochberühmter Schauspieler, Prithiviraj mit Namen, erhielt diese Ehrung. Einmal wurde er nach dem Geheimnis seines Erfolges gefragt in Verbindung mit einer Rolle, die er einst gespielt hatte, nämlich den Gott Krishna in der Bhagavadgita. Er antwortete: "Das Geheimnis meines Erfolges? Ich habe da kein Geheimnis. Aber als ich damals den Gott Krishna spielte, stand ich nicht auf der Bühne, sondern auf dem Schlachtfeld vor 5000 Jahren, und ich war Krishna. Es war, als ob der Geist Krishnas von meiner gesamten Persönlichkeit und von meinem Geist Besitz ergriffen hätte und durch mich sprach. Es war dies die höchste spirituelle und meditative Erfahrung meines Lebens - dort zu stehen und gefilmt zu werden. Ich nahm die

Kameras gar nicht wahr. So gefilmt zu werden, während ich sprach und Arjuna lehrte, war ich ein Suchender, der nach Erkenntnis strebte." Und das ist das Geheimnis des Hatha Yoga. Das Hatha Yoga selber kann dich zur Befreiung führen.

Es gibt keinen Grund für dich, zum Psychiater zu gehen. Depressiv? Okay, schlüpfe einfach heraus aus deiner Depression. Das ist es, was du im Hatha Yoga tust. Du nimmst alle möglichen, verschiedenen Körperhaltungen ein und beobachtest dich in allen möglichen verschiedenen Situationen. Wie sähe die Welt für mich aus, stünde ich nicht auf meinen beiden Füßen und hätte meine beiden Hände nicht - wenn ich eine Kobra wäre? Wie sähe ich dann die Welt? Du gehst in die Kobra-Haltung und siehst die Welt, wie eine Kobra sie sieht. Du wirst zum Herrn und Meister deiner Reinkarnation. Du erinnerst dich an deinen gesamten Evolutionsprozeß. Dann sagst du: "Es ist zwar schön, eine Kobra zu sein, aber ich möchte keine Kobra bleiben. Etwas Gutes habe ich jedoch von der Kobra gelernt, und zwar, den Atem lange Zeit anzuhalten. Jetzt aber stehe ich wieder auf." In einer einzigen Hatha-Yoga-Stunde wanderst du durch den gesamten Reinkarnationszyklus, du erfährst, daß du ein Kamel und eine Amöbe warst und gehst durch den gesamten Schöpfungskreislauf von Erschaffung, Erhaltung und Zerstörung. Jeden Tag kannst du eine Stimmung erschaffen, sie erhalten und dann in etwas anderes übergehen lassen, je nach deinem Willen. Ein Tänzer wird dir sagen, daß der wahre Tanz aus der Stimmung entsteht. Du erschaffst eine Stimmung und dann wirst du sie.

Das führt uns zu Hatha Yoga als einem Mittel, Karma zu verbrennen.

3

Reinigung von Karma

Eines der Ziele von Hatha Yoga ist das Verbrennen von Karma. Die Yoga Philosophie glaubt, daß nichts im Körper geschehen kann, was nicht zuvor im Geist geschehen ist. Nichts, ganz gleich, worum es sich handelt. Du säst etwas Bestimmtes in deine geistige Persönlichkeit. Du läßt ein Saatkorn in die Erde deines Geistes fallen, und es wächst dort. Es wird entweder ein Mangobaum oder ein Maulbeerbusch, giftiger Efeu oder eine Rose, was auch immer du säen möchtest. Wenn du eine Rose säst, so erwächst auch eine Rose aus dir. Du hast in deinen Geist das Rohmaterial eines Gedankens gelegt. Jeder Gedanke aber, den du einmal in deinen Geist gelegt hast, wird zum Ausgangsmaterial für einen weiteren Gedanken. Zum Beispiel ist der Satz, den du gerade gelesen hast, jetzt in deinem Geist. Dort wird er aufbewahrt und zum Rohmaterial für einen Folgegedanken. Daraus werden wiederum andere Gedanken entstehen, bewußt oder unbewußt, direkt oder indirekt, je nachdem, wieviel das Gedanken-Saatkorn gegossen wird, wieviele Betrachtungen du über es anstellst und wieviel Kraft du ihm gibst. Jede Handlung, die du mit deinem Körper ausführst, ist ein Gedanke. Ebenso ist jeder Sprechakt ein Gedanke, den du in deinen Geist pflanzt.

Hier haben wir die Verbindung zwischen Hatha Yoga und

Meditation. Jede Handlung, die eine Person ausführt, ist ein Gedanke, der in ihren Geist gepflanzt wird. Also ist das, was da in den Geist gepflanzt wird, neues Karma, neues Handeln. Jedesmal, wenn ein Mensch sich hängenläßt, pflanzt er Gedanken der Faulheit in seinen Geist. Dieser Faulheits-Gedanke wird zum Saatkorn oder Rohmaterial für einen weiteren Gedanken. Und so wird eine Gewohnheit daraus. Also liegt er bequem auf seinem Kopfkissen und mag am andern Morgen nicht aufstehen, um seine Asanas zu üben. Wenn er dann schließlich doch aufsteht, ist es zu spät, und ob er nun hungrig ist oder nicht, langt er kraft seiner Gewohnheit nach der Mutterbrust oder einem entsprechenden Ersatz wie dem Kühlschrank, um ein wenig emotionale Sicherheit zu gewinnen und sich mit einem Saug-Surrogat zu verwöhnen. Das ist die Psychologie des unnötigen Essens. Solche Dinge tun wir alle unaufhörlich.

Immer, wenn mich Leute fragen, was sie tun sollen, um sich daran zu hindern, zuviel zu essen, sage ich ihnen sofort, daß sie herausfinden sollen, welches ihre emotionalen Frustrationen sind. Wenn der Geist eines Menschen abgestumpft und unerfüllt ist, füllt er seinen Bauch in der Hoffnung, dadurch seinen Geist zu erfüllen. Indem er den Geist im Bauch anfüllt, denkt er, daß er den Geist im Geist erfüllt. Und so beschließt er, zur falschen Zeit, auf die falsche Art und Weise zu essen und während des Essens falsch zu sitzen und falsch zu denken. Die vorangegangene Mahlzeit ist zwar noch nicht verdaut, aber er stopft trotzdem noch mehr in sich hinein. Es ist seine Entscheidung, sich so zu verhalten.

Dieser Prozeß, falsche Entscheidungen zu treffen, verursacht schließlich eine Krankheit. Und so reift diese Krankheit als Frucht der giftigen Efeupflanze, die aus dem Saatkorn entstand, das in den Ursprungsgedanken der Faulheit gesät wurde, in die träge Einstellung, die am Anfang stand und

E. BRINKMANN KG

SPITALERSTR. 10 2000 HAMBURG 1

62 1 1 13.03.91 12.56 1678

670 INSTALLATION 10.95
VERKAUF (MWST= 1,34) 10.95
GEG. 10.95
TECHNISCHES KAUFHAUS

zum Gedanken und schließlich zur Entscheidung wurde, faul zu sein und weder den Körper noch das Essen noch den Schlaf in korrekter Weise zu nutzen. Und dann wird das Leiden die Erfüllung seines Karmas, und später beklagt er sich, daß er so viel leiden muß. Das Instrument der Unterscheidung, Buddhi, wird durch wolkige Gedanken verdeckt und getrübt und gerät so in die falschen Entscheidungsprozesse, die zu der Wahl führen, den Körper auf falsche und schädliche Art und Weise zu gebrauchen. Die natürliche karmische Folge solch unproduktiver Entscheidungen ist Leiden, welches in Wahrheit nur eine Reinigung von den im Körper angesammelten Giftstoffen und dergleichen darstellt. Der Körper hat Giftstoff auf Giftstoff in sich abgelagert, also muß er sich irgendwie melden oder sie durch Erkältungen, Grippe, Durchfall, Akne oder andere Krankheiten loswerden: Salz- oder Mineraldepots oder Kalkablagerungen oder Krebs.

Die Hatha Yogis folgen hier einem sehr weisen Prinzip, von dem alle Weisheitsschulen und Philosophien in der ganzen Welt sprechen und das eines der vielen Geheimnisse eines glücklichen Lebens ist. Dieses Prinzip lautet folgendermaßen: Was immer du nicht magst, tue gern und freiwillig, wenn du nicht möchtest, daß du dazu gezwungen wirst. Wende dich dem, wovor du wegläufst, zu, fasse es direkt und offen ins Auge und sage: "Was ist das, wovor ich da Angst habe? Laß es mich erforschen. Laß mich diese Angst untersuchen, diese schreckliche Sache, die ich fürchte, dieses schreckliche Etwas, von dem ich nicht will, daß es mich einholt und vor dem ich weglaufe."

So sucht z.B. jeder Hund, der sich nachts in der Wildnis schlafen legen will, aus natürlichem Instinkt einen schönen, weichen Blätterplatz, wo er es sich bequem machen kann. Genauso ist es die Gewohnheit eines jeden Faulheit und Bequemlichkeit liebenden Körpers wie des meinen und des deinen, zu einem schönen weichen Kissen oder einer Steppdecke seine Zuflucht zu nehmen. Wir laufen vor körperlicher Unbequemlichkeit davon. Der Gedanke hinter tapas, Askese, Selbstüberwindung ist, das freiwillig auf dich zu nehmen, was du sonst absolut nicht magst. Dreh dich um und sage: "Jetzt laß doch einmal sehen, was es mit dieser Unbequemlichkeit eigentlich auf sich hat, vor der ich dauernd davonlaufe?" Tue das bei jedem Schritt, den du in deinem Leben machst. Wenn du Vollkommenheit erlangen möchtest - vollkommene Gesundheit, Vollkommenheit des Geistes, Vollkommenheit im Sprechen und Handeln, in der Spiritualität und Göttlichkeit - finde heraus, was immer es ist, wovor du wegläufst, drehe dich um und schaue ihm geradewegs in die Augen und untersuche es. Sobald du dich herumgedreht hast, wird diese Sache, vor der du so lange Angst gehabt hast, versuchen, vor dir wegzulaufen. Solange du vor ihr wegläufst, jagt sie dich, aber sobald du dich umdrehst und sagst:. "He, jetzt hast du mich erwischt," versucht sie ihrerseits wegzurennen. Und du sagst zu ihr: "Du hast mich gejagt, und ich bin vor dir weggerannt. Jetzt bleibe auch stehen und laß mich dich untersuchen. Wie siehst du aus? Was fürchte ich denn eigentlich?" Untersuche es, erforsche es.

Im Hatha Yoga haben wir das gleiche Prinzip: Unsere Liebe zu körperlicher Bequemlichkeit wird bei falscher Interpretation zu Trägheit, Nachlässigkeit, Faulheit, und all das muß beseitigt werden. Also drehen wir uns um und schauen dem ins Gesicht, und wo der Körper durch die Handlungen des Geistes Fett und Tran angesetzt und so manch andere unnötige Dinge angesammelt hat, beseitigen wir das alles in einem freiwilligen Akt der Reinigung von Karma. Wir können fünfzehn Minuten täglicher Unbequemlichkeit auf uns nehmen oder für zwei Wochen ins Krankenhaus gehen. Wir können wählen. Wenn wir das Karma nicht freiwillig bezahlen, dann werden wir dazu gezwungen und werden in fünfzehn Jahren fünfzehn Monate im Krankenhaus verbringen. Das ist ganz und gar unsere eigene Wahl. Das Karma muß bezahlt werden. Wenn wir uns nicht von selbst gesund ernähren, wird uns der Arzt eine entsprechende Diät verschreiben, und wenn wir sie heute nicht einhalten, werden wir das in fünfzehn Jahren tun und dann mit all dem fertigwerden müssen, was sich inzwischen in uns angesammelt hat.

So sind also die Hatha Yoga Übungen zum Teil dazu da, Karma abzutragen: Wir nehmen freiwillig ein wenig körperliche Unbequemlichkeit auf uns, so daß die Samen, die wir in die Erde unseres Geistes gesät haben, sehr rasch zur Reife gelangen und schnell abbezahlt werden können. Das Fett am Körper ist nur ein Symbol für das Fett im Geist. Es ist ein Ausdruck für die Verstopfung des Geistes. Es drückt aus, daß wir bei jedem Schritt, in jedem Augenblick die falsche Entscheidung treffen.

In den Yoga Sutras werden die Reinigungsübungen *Shaucha* genannt als erste der fünf *Niyamas*. *Shaucha* ist ein Wort, das sowohl für körperliche Sauberkeit als auch für geistige Reinheit gebraucht wird. Wenn der Geist nach Reinheit strebt, wird er sich sofort der unsauberen Dinge im Körper bewußt. Ein sauberer, klarer Geist ist ein reiner Geist, ein yogisch gereinigter Geist. Mit einem klaren Geist meine ich nicht einen Geist, der sich über ein bestimmtes Thema im klaren ist, sondern vielmehr einen Geist, der in sich selbst völlig klar oder geklärt ist.

Ein Geist ohne hemmende Verstopfungen wird sich all der Dinge in seiner Umgebung sehr bewußt und nimmt sie sehr sensibel wahr. Ein Yogi wird sich in der Meditation all der Giftstoffe in seinen Lymphknoten bewußt. Wie ich schon früher erwähnte, fühlt er die Anwesenheit selbst kleinster Teilchen in seinem Dickdarm. Er nimmt Dinge wahr, um die sich ein Durchschnittsmensch überhaupt nicht kümmert. Ich habe die Wirkung des Essens auf die Meditation sehr sorgfältig untersucht. Ich muß zu allen möglichen verschiedenen Zeiten essen, denn ich lege meine Essenszeiten entsprechend den Meditationen fest, die ich zu leiten habe - um wieviel Uhr ich esse und wieviel Zwischenraum ich brauche zwischen Essen und Meditation - dann, sobald das Essen in den Magen gelangt ist, spüre ich das sofort als eine Hemmung der Prana-Kraft. Eine Anzahl verschiedener Übungen sind dann nötig (subtile innere Übungen, keine Körperübungen), um den Geist von dieser Hemmung zu befreien, die durch die Nahrungsaufnahme entsteht.

So kommen wir also von der Reinigung des Geistes automatisch zur Reinigung des Körpers. Ein reiner Geist kann nicht in einem unsauberen Körper leben, so wie ein klarer Geist nicht in einer verwirrten Umgebung zu leben vermag. Ein klarer Geist hat feste tägliche Gewohnheiten.So ist es z.B. eine sehr ungesunde Gewohnheit, morgens zu essen, ohne zuvor Stuhlgang gehabt zu haben. So etwas ist undenkbar für einen Menschen, der gesund sein möchte. Wie kann man auf verdaute Nahrung, die ausgeschieden werden muß, weitere Nahrung häufen? Wenn man *Shaucha*, die Reinigung des Geistes, übt, wird man ganz natürlich zur Reinigung des Körpers kommen.

Was für eine Beziehung besteht zwischen dem physischen und dem feinstofflichen Körper? Wir haben gesagt, daß nichts im physischen Körper passiert, ohne daß zunächst etwas im feinstofflichen Körper geschieht. Es ist für mich unvorstellbar, daß ich in der Lage sein könnte, eine Blume zu riechen, wenn nicht zuvor das Geruchsprinzip im Bewußtsein besteht, und es ist undenkbar, daß ich einen festen Körper ertasten könnte, wenn nicht zuvor in meinem Geist das abstrakte Prinzip vom Bewußtsein des Festen gespeichert ist. Andernfalls könnten die beiden - Subjekt und Objekt - nicht miteinander in Verbindung treten. Es würde ein Objekt da sein, aber das Subjekt würde es nicht wahrnehmen. Was für den äußeren Menschen in Reaktion auf die Objekte um ihn herum gilt, gilt um so mehr für die Beziehung zwischen dem feinstofflichen Körper und den Objekten um ihn. Was für ein Objekt ist um den feinstofflichen Körper? Der physische Körper. Was für ein Objekt ist um das Selbst? Der Geist. Was für Objekte sind um den feinstofflichen Körper? Hände, Füße, Beine und Organe. Was für Objekte sind um den physischen Körper? Wände, Kassettenrekorder und alles übrige. Was also für die Beziehung zwischen dem Stimulus, der von den Objekten kommt, und der Reaktion der Sinne darauf gilt, gilt auch für den Stimulus, den der physische Körper für den feinstofflichen Körper darstellt und für die Reaktion des feinstofflichen Körpers auf den physischen Körper.

Was machen viele Ärzte heute? Sie geben ihren Patienten Pillen für ihre Schilddrüsenprobleme. Aber aus welchem Karma, aus welcher Art Bewußtsein sind die Schilddrüsenprobleme entstanden? Das wird nicht in Betracht gezogen. So werden also die Symptome unterdrückt, aber für den geistigen, den karmischen Aspekt des Problems wird nichts getan. Die Wurzel und Ursache des Symptoms wird nicht behandelt.

So verfährt man im Westen heutzutage nicht nur in der Medizin, sondern sogar in bestimmten Bereichen der Psychologie. Warum z.B. dieses plötzliche, explosionsartige Interesse an Astrologie? Es hat den gleichen Grund, der so viele Leute zum Psychiater führt. Es ist nur ein weiteres Symptom für die gegenwärtige emotionale Unsicherheit - 'Wie wird die Zukunft aussehen? Was wird passieren? Was wird mit mir geschehen?' Wenn jemand keine Mutter oder keinen Vater hat, so hat er einen Psychiater, oder, wenn er keinen Psychiater hat, dann hat er einen Astrologen. Eine Menge Leute, die diese Fakten nicht erkennen und an diesen Gebieten Interesse haben, werden möglicherweise durch diese Feststellung verletzt sein, aber 99% aller Menschen, die zu mir kommen und sich für

Astrologie interessieren, weisen Anzeichen emotionaler Instabilität und Gefühle der Unsicherheit auf. Sie machen sich Sorgen über die Zukunft und ermangeln des Glaubens und des Vertrauens in sich selbst - und erhoffen sich Führung durch die Sterne.

In Indien, wo die Wissenschaft der Astrologie einen hohen Grad der Vollkommenheit erreicht hat, allgemein verbreitet ist und von vielen Menschen in Anspruch genommen wird, existiert dieses Gefühl der Unsicherheit auch. Jedoch sehen die Astrologen in Indien immer einen karmischen Zusammenhang. Sie sagen: "Das und das wird dir zustoßen, aber du kannst es von dir fernhalten, wenn du das und das tust, diese und jene Übung machst und den und den Akt der Nächstenliebe vollbringst." Sie sagen z.B.: "Gehe hin und kaufe drei Meter roten Stoff und gib ihn dem und dem." Oder: "Kaufe soundsoviel Kilo Sesamsamen und gib ihn dem und dem. Tue diesen und jenen Liebesdienst an deinem Nächsten, um einer bestimmten Situation auszuweichen, die sich erwartungsgemäß in deinem Leben entwickeln muß." Ob es nun die Handlung selber ist oder der Gedanke, der dahinter steckt, was immer es ist, es hat etwas Karmisches an sich. Und das Wissen ist da, daß du in der Lage bist, den Einflüssen um dich herum auszuweichen.

Durch einen Umschwung im Geist, durch einen Umschwung im feinstofflichen Körper beseitigst du die Ursachen für, sagen wir, jenes Schilddrüsenproblem. Du arbeitest auf der geistigen Ebene. Du gibst jemandem ein Mantram, das zusammen mit der Konzentration auf das Kehlzentrum angewandt wird und du bringst ihm den Schulterstand bei. Ein Mantra, eine Konzentration, ein Schulterstand, und dann sagst du: "Nimm die verschriebenen Medikamente weiter, bis du kein Bedürfnis mehr danach hast." Nichts kann der Kehle eines Menschen geschehen, wenn er nicht eine Energiestörung in seinem feinstofflichen Körper hat. Deshalb arbeitest du von der körperlichen und auch von der Energieseite her. Arbeite von beiden Seiten her, und du behandelst das ganze Wesen - das körperliche Wesen, das Wesen im feinstofflichen Körper, das Wesen im Geist - auf der Meditationsebene, auf der karmischen Ebene usw. Es ist ein Langzeit-Prozeß. Die moderne westliche Medizin ist auf schnelle Ergebnisse aus, und sie erleichtert Schmerzen schnell, aber gewöhnlich nur vorübergehend. Alles recht betrachtet, bezweifle ich, daß selbst mit Hilfe der modernen Technologie die Gesamtsumme an Schmerzen auf diesem Planeten vermindert worden ist, wenn man emotionale Schmerzen, körperliche Schmerzen, Familienschmerzen usw. miteinbezieht.

Oft fragen mich die Leute nach ihrer Aura. Sie wollen wissen: 'Was für eine Farbe hat meine Aura?' usw. Nur wenige Menschen in Ost und West wissen etwas über Auras. Die Aura eines Individuums - was immer das ist, was Aura genannt wird - verändert sich mit jedem neuen Gefühl, von Augenblick zu Augenblick. Genauso wenig verläßlich und beständig ist das Handlesen, denn die Linien der Hand ändern sich alle halbe Jahr entsprechend den inneren geistigen Veränderungen. Ich habe die Linien in meiner Hand beobachtet: ich fasse einen neuen Entschluß, und die Linien der Hand ändern sich. Auf der andern Seite werden schwache Menschen verführt und betrogen: Wenn ein Astrologe sagt: "Du wirst mit achtzehn Jahren Selbstmord begehen", geht die betreffende Person hin und bringt sich mit achtzehn Jahren um. Aber was war Ursache, und was war Wirkung? Mag sein, die Aussage des Astrologen selber war die Ursache für den Selbstmord dieses Menschen. Man sollte die Dinge immer von einem Standpunkt der Stärke, nicht der Schwäche her angehen. Ein Mensch mit einem starken Geist wird durch solche Prophetien nicht berührt. Er mag durch Astrologie und Handlesen Trends und Tendenzen sehen, aber durch die Anwendung seines Willens gibt er ihnen eine neue Richtung. Ein Mensch, der Gott vertraut, sagt: "Wer gibt meinem Leben die Richtung? Die Sterne? Wer gibt den Sternen die Richtung? Gott. Ich möchte meinen freien Willen und mein Leben von dem führen lassen, der auch die Sterne führt." Das ist *Ishvara pranidhana*, Hingabe an Gott, Glaube, das fünfte *niyama* im achtgliedrigen Yoga.

Nun ist es in der Praxis oft das Problem, daß die Menschen sozusagen eher nach dem Buchstaben des Gesetzes leben als nach dem Geist der Sache. Sehr oft machen die Leute ihre Übungen buchstabengetreu und mechanisch nach der Vorschrift: 'Bringe deinen Arm in die und die Stellung', und also bewegen sie den Arm auf die und die Weise und bringen ihn in jene Stellung. Aber ihre Gesamteinstellung zum Leben ändert sich nicht. Das kann man an den Verrücktheiten sehen, die mit der Ernährung betrieben werden, wie eine Drogenkultur auf die andere folgt, ohne daß sich die Grundeinstellung zur Ernährung insgesamt ändert. Die Nahrung bleibt nach wie vor etwas, das man nimmt und in den Mund steckt, wenn man Lust darauf hat oder hungrig ist. Jemand experimentiert mit seiner Ernährungsweise und beschließt: 'Ich werde nur noch rohes Obst essen.' Aber wann und wie oder wieviel er davon ißt, davon ist nicht die Rede. Und es geht ihm auch nicht um den Gedanken, das Geschenk der Nahrung dankbar zu empfangen und weiterzugeben, indem er jemand anderem zu essen anbietet. Er ißt, ohne einem anderen etwas anzubieten. In einer Wohnung, die zwei Leute miteinander teilen, ist ein Apfel. Derjenige, der zuerst nach Hause kommt, nimmt den Apfel, beißt hinein, ißt ihn auf. Das ist nicht die richtige Ernährungsweise. Laß die eine Hälfte für den andern übrig und deinen Magen halb leer. Das ist die Yoga-Idee von der Revolution in der Ernährung - mit Liebe teilen.

Dann wird der individuelle Geist das kosmische *Prana* in den individuellen Körper ziehen. Ich sehe junge Leute -

sechzehn, siebzehn, achtzehn Jahre alt, die jeden Tag zum Doktor rennen. Sie probieren alle möglichen Ernährungsweisen aus, und je mehr sie zum Arzt gehen, desto kränker werden sie, denn so verstärkt ihr Geist den Gedanken, 'Ich bin krank, ich bin krank, ich bin krank.' Und so kommt dann die Krankheit, weil der Geist all dieses Kranksein hervorbringt. Das heißt aber nicht, daß Sie nicht zum Arzt gehen sollen, wenn Sie krank sind! Bitte verstehen Sie mich recht, das meine ich damit keineswegs.

Was ich sagen will, ist, daß wir nicht eine einzige kleine Sache isolieren und mit ihr experimentieren können, ohne unser gesamtes, mit dieser Sache verbundenes Karma zu verändern, ohne sie zu einem Teil unseres Gesamt-Wachstumsprozesses zu machen. Es wäre mir lieber, ein Mensch äße Fleisch und teilte es mit anderen, als daß er zum Vegetarier würde, sich wie ein Eremit ernährte und sein Essen nicht geistig mit anderen teilte. Wenn du nur ißt, um dich allein zu befriedigen und zu verwöhnen, ißt du nichts als Sünde, sagt die Bhagavadgita.

Die Leute fragen: "Soll ich vor meinen Hatha Yoga Übungen duschen oder danach?" Sie erwarten eine Vorschrift. Aber was ist eine Dusche? Wenn wir nicht die Vorstellung zum Leben erwecken können, daß alle Wasser Mutter-Wasser sind, daß ins Wasser zu gehen, in den Mutterschoß zu gehen bedeutet, d.h. einzutauchen in den ursprünglichen kosmischen Ozean, daß die tägliche Dusche die Taufe Jesu im Jordan bedeutet, daß sie ein Akt des Verzichts ist, ein Abwaschen des Schmutzes von Körper und Geist - wenn uns diese innere Haltung fehlt, dann macht es nicht viel aus, ob wir vor oder nach den Hatha-Übungen duschen (oder überhaupt nicht). Dann hält die Dusche unsern Körper sauber, und das ist alles. Aber den grundlegenden psychologischen Gehalt, der darin steckt, verpassen wir dann - weil wir die Mythologie demoliert, weil wir Milton getötet und Dante ermordet und weil wir die alte griechische Kultur zerstört haben, weil wir die Verbindung zwischen dem individuellen und dem kosmischen Geist abgeschnitten haben und weil wir aus Scham in der Schule keine Poesie mehr rezitieren. Aufgrund all dieser kollektiven Kulturmorde bedeutet für uns eine Dusche nichts weiter, als Schmutz und Schweiß von unserm Körper abzuwaschen, aber die psychologische Befriedigung, die spirituelle und rituelle Befriedigung, das Waschen des Geistes und die Veränderung grunglegender Denkmuster - das alles fehlt.

Hier liegen die psychologischen Grundprobleme des modernen Menschen: die Objekte sind nur Objekte für ihn und haben keine Verbindung zu seiner Psyche. Nichts vom feinstofflichen Körper fließt zwischen uns und den Mutter-Wassern. Wenn sich nicht diese unsere Grundeinstellung ändert, ist die bloße Bewegung unseres Körpers im Gruß an die Sonne ohne Nutzen. Wir wollen vielmehr, wenn wir unsere Yoga-Körperübungen machen, eine geistige Verbindung herstellen zwischen dem Kern unseres Geistes und dem ungeheuer großen Feld kosmischer Energie. Die beiden sind eins.

Der Yogaphilosophie zufolge gibt es drei universale Eigenschaften: *tamas* (Stabilität), *rajas* (Aktivität) und *sattva* (Harmonie). Auf der persönlich-psychologischen Ebene kann *tamas* die Form von Lethargie, geistiger Schwerfälligkeit oder Depression annehmen. *Rajas* mag in der Form von Aufgeregtheit oder Nervosität erscheinen, und *sattva* kann sich als Fröhlichkeit, geistige Klarheit und Ruhe darstellen. Alles, was die Natur hervorgebracht hat, besitzt diese drei Eigenschaften. Auch das Essen hat sie, und wie mit allen Dingen in seiner Umgebung ist ein Yogi wählerisch in Bezug auf das, was er sich zu erfahren erlaubt, denn jede Erfahrung hinterläßt ihren Abdruck im feinstofflichen Körper.

Bestimmte Nahrung ist tamasisch oder sattvisch oder

rajasisch, aber mehr als das Essen sind *wir* sattvisch oder rajasisch oder tamasisch. Das Essen sollte in seinem allgemeinen Zusammenhang gesehen werden. Gut, laß uns das richtige Essen auswählen. Aber laß uns mit der Nahrung auch die richtige Einstellung aussuchen, sonst wird das richtige Essen zum falschen Essen. Wenn wir anstatt Fleisch Salat essen, aber nur für uns allein davon nehmen, haben wir ein Karma-Samenkorn gesät, das uns Verdauungsprobleme schaffen wird. Karmisch gesehen kommen Verdauungsprobleme von selbstsüchtigem Essen. Selbstsüchtiges Essen schafft in unserem Geist die Voraussetzung für das Aufsteigen all jener Ängste, die dann zu Magengeschwüren führen können. Es ist gut, sattvische Nahrung zu essen, aber es ist noch besser, während des Essens sattvisch gesinnt zu sein. Wenn wir in einem unserer vergangenen Leben nur gelogen haben, so haben wir davon eine geheime Sünde zurückbehalten, die uns in Anspannung und Angst hält, so daß wir gar nicht anders können, als Asthma zu bekommen. (Natürlich ist das nicht die einzige Ursache dieser Krankheit; alle Krankheiten entstehen aus einer Vielzahl von Gründen, aber wir sprechen hier nur von dem, was für die gegenwärtige Diskussion von Belang ist.)

Wir können einen solchen Zustand karmisch überwinden, indem wir auf bestimmte Art und Weise handeln - neu handeln, um jenen psychologischen Wirkungen zu begegnen, die vom feinstofflichen Körper ausgehen. Aber das geht nicht mit Schuldgefühlen, sondern nur mit dem Mittel positiver Verstärkung. Wenn ich also sage: 'Ich leide an Verdauungsproblemen, die vom Karma selbstsüchtigen Essens herrühren, deshalb werde ich von jetzt an immer, wenn ich Salat mache, an die Tür meines Wohnungsnachbarn klopfen und meinen Salat mit ihm teilen, damit meine Verdauungsprobleme aufhören,' so wird das nicht funktionieren. 'Laß mich nach einem Mönch mit der Bettlerschale Ausschau halten. Ich werde ein paar Bananen ans

Himalaya Institut schicken, damit meine Verdauungsprobleme aufhören.' Nein, so wird es nicht gehen. Da muß der Wunsch sein, zu lieben, zu sorgen, zu teilen - und dieser Wunsch muß rein sein, positiv, altruistisch, ohne Suche nach Ergebnissen und ohne Forderung nach Lohn für dieses Handeln. Nur dann wird er im feinstofflichen Körper die notwendigen Veränderungen hervorbringen, die den geistigen und physischen Körper bis ins Feinste aneinander anpassen werden. Diese feine, unfaßbare Anpassung wird den Fluß der Sekrete in den Drüsen verändern und den Schaden heilen, der durch die Störung des Energieflusses, entstanden aus vergangener Selbstsucht, verursacht wurde.

Neben der Veränderung des Energiemusters in unserem feinstofflichen Körper, die durch eine Änderung unserer Einstellung und unseres Verhaltens hervorgerufen wird, gibt es auch noch andere Wege, Krankheiten heilen zu helfen. So können z.B. Menschen, die so krank sind, daß sie sich nicht bewegen können, die Hatha-Übungen im Geist machen. Die Übungen werden für die erkrankten Körperteile im Geist ausgeführt. Aber es ist ein Geheimnis dabei, und das ist der Atem. Wenn du z.B. ein Magengeschwür hast,lege dich ins Bett, entspanne deinen ganzen Körper und atme so aus, als ob du die Bösartigkeit des Magengeschwürs aus diesem Punkt herausatmen würdest, heraus auf dem Wege des Atems. Wenn du ein Furunkel am Körper hast, kannst du das gleiche tun. Es wird deine Schmerzen lindern und die Giftstoffe reduzieren. Von der erkrankten Stelle fließt der Atem aufwärts und aus durch die Nasenlöcher - und dann atmest du ein, als ob du Frieden und Heilung in jenen Punkt hinunteratmen würdest. Wenn du Schwierigkeiten hast, körperliche Übungen zu machen, kannst du Atemübungen machen - atme vom Herzzentrum nach oben aus und wieder ein ins Herzzentrum. Übe das eine gute Stunde lang jeden Tag, wenn du zu Hause oder im Krankenhaus im Bett liegst. Dies ist die erste Übung in der komplexen und nur in langer Zeit erlernbaren Kunst der Selbstheilung.

Gleichzeitig arbeiten wir von der körperlichen Seite her und machen unsere Übungen mit dieser Offenheit des Herzens. Wenn wir unsere Arme öffnen, sollten wir unsere Arme nicht nur in den leeren Raum hinein öffnen, sondern wir öffnen unsere Arme dem gesamten Universum. Wenn wir unsere Arme schließen, so ist das kein egoistisches Sich-Zurückziehen, sondern ein Umarmen und Sammeln. Wir sollten Hatha Yoga nicht zur Theateraufführung eines Schauspielers werden lassen. Laß eine positive Stimmung aufsteigen. Das größte Problem beim Üben von Hatha Yoga oder wenn ein Künstler seine Kunst ausübt, ist, daß die Stimmung nicht auf Kommando wechselt. Und das ist etwas, was wir lernen müssen, von einem Augenblick zum andern unsere Stimmung zu ändern und nicht bloß eine Demonstration körperlicher Akrobatik zu bieten. Ob wir nun also ein Bad nehmen oder die Arme öffnen - wir sollten es als geistigen Auslöser wirken lassen.

Es gibt bestimmte Mantras, die zu den verschiedenen Bewegungen des Sonnengrußes gehören. Ein Mantram z.B. geht durch fünfundzwanzig Sonnengrußzyklen hindurch. Bestimmte Mantras werden in bestimmten Körperhaltungen gebraucht. Verschiedene Namen für Asanas, Tiernamen, beziehen sich ebenfalls auf karmische Zyklen. Es gibt eine historische Serie von vierundachtzig Grund-Asanas, die einen Zyklus von achthundertvierzigtausend biologischen Arten und Unterarten repräsentieren, durch welche die Seele reisen mußte, um ein menschliches Wesen zu werden. Und jene vierundachtzig Asanas repräsentieren sozusagen die Obertitel für diese Arten, ein Obertitel für je hunderttausend. Ich kann hier nicht alle achthundertvierzigtausend Arten und Unterarten aufzählen, aber die Wahrheitssucher nahmen die entsprechenden Körperhaltungen ein und erfuhren: 'Auch hier ist das Leben. Was kann ich von einer Schlange lernen? Und was vom Körper eines Kamels?' Zum Beispiel wird die Magenwäsche *kunjala krija* genannt, 'die Handlungsweise des Elephanten.' Ein Elephant saugt eine bestimmte Menge Wasser ein und speit es dann wieder aus, also nahmen auch die Yogis in alter Zeit jeden Morgen Wasser zu sich und lernten, es wieder auszuspucken, um ihre Mägen zu waschen. Die Yogis beobachteten alle Tiere und sagten: "Nun laßt uns mal sehen, was die Tiere instinktiv alles für gesunde Dinge tun, die wir in unserem Intellektualismus vergessen haben!" Sie beobachteten, wie die Schlange sich streckt und sahen, welche Wirkung das haben würde (eine Schlange ist nichts weiter als eine Wirbelsäule). Auch die Übung *trataka*, den starrenden Blick, lernte man durch die Beobachtung von Schlangen, denn es gibt bestimmte Schlangenarten, von denen man sagt, sie hypnotisieren ihre Opfer. (Ob nun die Schlangen ihre Opfer hypnotisieren oder ob die Opfer beim Anblick der Schlangen durch ihre eigene Angst hypnotisiert werden, ist wieder eine andere Frage.)

Wenn ein Sucher eine Asana übte, stellte er die Verbindung zwischen Instinkt und Intellekt wieder her. Wenn heute die gesamte Wissenschaft des Hatha Yoga und der Asanas in Vergessenheit geraten wäre, so würde die Menschheit sie doch früher oder später wiederentdecken - einige Menschen mit Sensibilität für sich selbst und das Tierreich würden diese Wissenschaft in sich selbst wiederfinden. Es gibt in der Natur, in unserer Natur etwas Instinktives, das danach schreit, sich auszudrücken, sich zu erklären, gebraucht zu werden.

Als ich meinen neugeborenen Sohn, Angiras, vom Krankenhaus nach Hause brachte, war ich voller Staunen. Kinder werden mit Zwerchfellatmung geboren. Haben Sie jemals einem Baby beim Atmen zugeschaut - wie sich der gesamte Rumpf bewegt? Da schicke ich nach allen Seiten Lehrer aus, damit sie den Leuten Zwerchfellatmung beibringen, und die Schüler bezahlen teure Kursgebühren, um Zwerchfellatmung zu lernen. "Mein Sohn, wo hast du das gelernt? In was für eine Yoga-Schule bist du gegangen?" Dieses natürliche Yoga steckt also im Menschen. Was ist ein Gähnen? Kohlendioxyd sammelt sich an, der Körper braucht Sauerstoff, eine Spannung baut sich auf, der Körper will Entspannung: also machen wir eine Hatha-Yoga-Dehnung, wir gähnen, natürliches Hatha.

Wenn wir unsere natürlichen Neigungen beobachten, werden wir an einem bestimmten Punkt unseres Studiums die gesamte Praxis des Yoga von allein finden. Jetzt müssen wir Yoga durch Anleitung lernen, weil wir nicht sensibel sind für das, was in uns natürlich ist. Warum? Weil wir im Gebrauch des Geistes falsch unterrichtet worden sind. Man hat uns gesagt, daß der rationale Teil des Geistes, der Verstand, der einzig wertvolle sei. Man hat uns gelehrt, daß alles wertlos ist, was nicht mit dem Verstand erfaßt werden kann: Religion, Ritual, Mythologie, Sensibilität, Umweltbewußtsein, Instinkt - all das lege ab und wirf es weg. Was die Frauen primitiver afrikanischer Volksstämme ganz natürlich bei der Geburt ihrer Kinder praktizieren, müssen wir hier in Kursen lernen. Dr. Leboyer beobachtete Frauen in Indien bei der Geburt ihrer Kinder und schrieb dieses Buch, das in Millionenauflage verkauft wird. So gilt es also, Sensibilität für sich selbst zu entwickeln, sich selbst zu beobachten, eine allgemeine Grundeinstellung zum Universum zu gewinnen: Wer sind wir in diesem Universum, was für Verbindungen haben wir in ihm und zu ihm, in welcher Beziehung steht die Energie, das Flimmern und Flackern unseres Geistes mit dem Flimmern und Flackern des Hofes um die Sonne - beobachte und erfahre, daß beides ein und dieselbe Bewegung darstellt. Wir wissen von der Beziehung zwischen dem Mond, den Gezeiten und dem Menstruationszyklus, aber wir verstehen sie nicht.

Die wirkliche Philosophie des Hatha Yoga kommt zu uns durch die Praxis, die Praxis des Geistes - indem wir Hatha Yoga als geistige Übung betreiben, als einen Akt der Anbetung, als Wiederherstellung unserer Beziehungen sowohl zur niederen als auch zur höheren Welt: der niederen Welt der Instinkte, der Schlange, des Kamels und des Elephanten, und der höheren Welt, der Wesen aus Energie, die wir in Wahrheit sind, Energiewesen, welche in diese physischen Körper heruntergekommen sind und sie beherrschen. In diesem Zusammenhang sollten wir unser Yoga üben und uns daran freuen. Wir sollten es voll genießen und nicht zu einer unangenehmen Pflicht machen.

An vier Punkten sehe ich eine Verbindung zwischen Hatha Yoga und Meditation. Wo hört Hatha Yoga auf und beginnt Meditation? Natürlich ist Hatha Yoga in sich selbst eine meditative Übung, aber es gibt vier Übergänge, vier Verbindungsglieder zwischen Hatha Yoga und der Meditation im eigentlichen Sinne. Du machst deine Serie von Körperübungen, und die letzte Übung ist der Kopfstand, und wenn du den Kopfstand gemacht hast, stehst du wieder so lange auf deinen Füßen, wie du zuvor im Kopfstand warst, und dann legst du dich auf den Rücken in die Entspannungshaltung. Die gesamte Praxis des Hatha Yoga als ein Akt der Anbetung und des Rituals ist eine Inszenierung des Zyklus von Schöpfung und Auflösung, von Geburt und Tod. Du beginnst mit einem tiefen Atemzug und hörst auf mit der Leichenpose. Du stirbst täglich und wirst dadurch unsterblich. Der einzige Weg, Unsterblichkeit zu gewinnen, besteht darin, jeden Tag ein wenig Todesserum zu sich zu nehmen - nach dem Prinzip der Immunität. So liegst du also in der Leichenpose, entspannst dich, und das führt dich zur Meditation. Das ist ein Weg des Übergangs von Hatha Yoga zu Meditation.

Der zweite Weg ist *Pranayama*. Die Körperübungen führen zu einer Vertiefung des Atems. Die Vertiefung des Atems führt zur Kontrolle des Prana, und das führt zur Meditation.

Der dritte Weg ist die natürliche Übung der Asanas. Wenn du deinen Körper vollständig unter Kontrolle hast, bekommst du auch deine Körperhaltungen unter Kontrolle. Und wenn du deinen Körper lange Zeit in einer bestimmten Haltung lassen kannst, kämpft der Geist und kämpft und kämpft, weil er den Körper bewegen möchte, aber ein Teil von dir wird sagen: 'Nein, ich werde jetzt in dieser Haltung bleiben', und dann hört der Geist auf zu kämpfen, wird still und wird zur Meditation geführt. Eine Reihe tibetischer Klöster gebraucht diese Mittel als Übung für Anfänger: du sitzt eine lange Zeit still mit dem Vorsatz: 'Ich werde mich nicht bewegen.' Eine lange Zeit bedeutet nicht ein oder zwei Stunden, es bedeutet acht Stunden, drei Jahre, drei Monate, drei Tage, drei Stunden an einem Platz zu sitzen und nicht einmal in der Lage zu sein, den Körper voll auszustrecken. Dies ist der dritte Weg, Stillhalten des Körpers, erreicht durch die Perfektion einer Körperhaltung. Das ist der harte Weg, aber er führt letztlich zur Stille des Geistes.

Der vierte Weg besteht in der Perfektion der sechs *kriyas* des Hatha Yoga, die in allen wichtigen Büchern, die es über dieses Thema gibt, erklärt werden. Die letzte *kriya* ist *trataka*. Du beginnst mit Augenübungen, gehst über zum bewegungslosen Blick, welcher zu Konzentration wird, und die Konzentration in ihrer Verlängerung wird dann zur Meditation.

4

Die Sprache des Körpers

In den Yoga Sutras von Patanjali befassen sich drei Aphorismen mit der Haltung des Körpers. Diese drei Aphorismen wollen wir uns in diesem Kapitel näher anschauen. Die erste ist Sutra II,46: *Sthirasukam asanam.* 'Eine Körperhaltung sollte fest und bequem sein.' Die Haltung des Körpers sollte also nicht nur fest, nicht nur bequem, sondern fest *und* bequem sein. Man kann sagen, daß eine Asana dann perfekt ausgeführt wird, wenn man in ihr Sicherheit und Beständigkeit erlangt, ohne dabei Unbehagen zu empfinden. Dies bedeutet nicht, daß man nur eine sichere und bequeme Asana zu wählen hat, sondern, daß in der Ausführung einer Körperhaltung dann Vollkommenheit erreicht wird, wenn man sie auf beständige und sichere Weise über eine lange Zeit hindurch einnehmen kann, ohne sich dabei unbehaglich zu fühlen. Man beginnt mit einer sicheren, bequemen Übung und vervollkommnet sie dann, indem man in ihr fest, sicher und beständig verharrt ohne Anstrengung und Unbehagen.

Die zweite Sutra, die wir näher betrachten wollen, ist Sutra II,47: *Prayatna-shaithilyanata -samapattibhyam.* (Die Haltung wird vervollkommnet, fest, sicher und bequem) durch Entspannung (nicht Anstrengung und Zwang) in der Übung und dadurch, daß das Bewußtsein auf das Unendliche gerichtet wird. Der Begründer und das spirituelle Haupt des Himalaya Institutes, Swami Rama, beschreibt zwei Arten von Asanas, die Asanas als Übungen für den Körper und die Asanas für die Meditation. Diese Sutra beschäftigt sich mit den Asanas für die Meditation, aber bis zu einem gewissen Grade sind auch die Asanas der Körperübungen meditative Asanas und können nicht ohne eine meditative Haltung ausgeführt werden. Es gibt zwei Versionen dieser Sutra; die eine lautet *ananta-samapattibhyam*, die andere *anantya-samapattibhyam*. Wir werden beide Versionen diskutieren.

Auf der einen Seite bedeutet *hatha* Kraft, aber je eher Kraftanstrengung aufgegeben und stattdessen Entspannung eingesetzt wird, um die Asana zu vervollkommnen, desto besser. Anstrengung und Bewegung sollten natürlich sein. Wenn wir die zweite Bedeutung des Wortes *hatha* nehmen - *ha*: Sonne, *tha*: Mond - wird der Atemrhythmus, den wir zusammen mit der Entspannung des Körpers und des Geistes einsetzen, bei der Vervollkommnung der Asana helfen. Wenn aber der Geist gegen den Geist kämpft und dies dazu führt, daß der Körper gegen den Körper kämpft, während du Asanas übst, so führt das ganz sicher nicht zur Perfektionierung einer Asana. Der Geist sollte vielmehr völlig entspannt sein und die Übung mit entspannter Bemühung und sehr natürlichen rhythmischen Bewegungen ausgeführt werden - während Glieder und Geist entspannt bleiben. Auf diese Weise bringt man es in einer Asana viel leichter und bequemer zur Vollkommenheit.

Aus diesem Grund besteht eines der Geheimnisse bei der Vervollkommnung einer Asana darin, sie immer wieder im Geist durchzuführen, so als ob man sie in der Einbildung macht. So wie es im ersten Kapitel geschildert wurde, sieh dich jede Asana zunächst im Geist durchführen und beobachte dabei den gesamten geistigen Prozeß. Dies ist die erste Vorbereitung und Vorbedingung für jede Asana.

Ein Hatha-Yoga-Lehrer sollte in seinem Unterricht einige Zeit darauf verwenden, die Asanas im Geist durchführen zu lassen. Bevor die Schüler eine Asana ausführen, sollte er oder sie die Asana beschreiben oder vormachen, während die Schüler dabei Körper und Geist vollständig entspannen. Sie sollten zunächst beobachten und dann die Übung selbst visualisieren, indem sie alle Einzelheiten der Bewegungen im Geist durchgehen. Die gesamte Bewegung des Körpers sollte erfaßt werden, nicht nur die am Ende gehaltene Körperstellung, sondern alles, was auf anmutige Weise zu ihr hin und wieder aus ihr herausführt. Anfänger sollten im Geist den leichten, natürlichen, schönen Fluß der Bewegungen erfahren, die sie sicher und anmutig durch die Übung führen. Der Lehrer sollte sie das zunächst geistig meditativ und dann mit dem Körper ausführen lassen, was sie zuvor schon im Geist getan haben. Schließlich werden die Schüler im Prozeß der geistigen Durchführung der Asana die Hindernisse erkennen, die sich ihnen entgegenstellen, und sie werden beginnen, sie während dieses geistigen Prozesses aufzuweichen und zu glätten. Auf diese Weise kann allmählich der körperliche Widerstand, d.h. Spannung, beseitigt werden, und die Asana wird fest, sicher und bequem. Damit ist *prayatna-shaithilya*, die Entspannung in der Anstrengung, erreicht.

Die andere Lesart dieser Sutra ist *ananta-samapattibhyam*, das Richten des Geistes auf die Unendlichkeit, die Konzentration auf das Unendliche. Die Bedeutung des Wortes Unendlichkeit kann zwiefach sein. Die eine Bedeutung hat zu tun mit der begrenzten Vorstellung, die wir von unserem Körper haben als einem materiellen Objekt, das in Raum und Zeit einen bestimmten Platz einnimmt. Sieh es folgendermaßen: Der Körper ist schwer, er hat ein Gefühl für die Schwerkraft. Dieses Schwerkraft-Gefühl, diese Schwere, *guruta*, ist für unsere Steifheit verantwortlich. Wenn wir unseren Geist jenseits der

Begrenzungen von Raum, Zeit und Kausalitätsprinzip bringen, denen unser physischer Körper unterworfen ist, dann wird unsere gesamte Persönlichkeit Teil des Unendlichen. Was innerhalb dieser starren Grenzen von Zeit, Raum, Ursache und Folge nicht so leicht gehandhabt werden kann, wird, wenn es als Teil des Unendlichen gesehen wird, ganz leicht handhabbar.

Es erscheint etwas unwahrscheinlich, daß der Schüler auf einer Entwicklungsstufe, wo er gerade beginnt, Yoga zu üben, von sich erwarten kann, daß er seinen Geist in einem solchen Ausmaß auf das Unendliche zu richten vermag, daß sein Körper ohne viel Anstrengung Vollkommenheit in der Asana erlangt. Es scheint, daß hier das Mittel, *sadhana*, zum Ziel *sadhya* wird, und *sadhya* wird zu *sadhana*. Der Weg scheint hier zum Ziel zu werden. Der Zweck der höchsten Konzentration, des höchsten Samadhis, den Geist auf das Unendliche gerichtet zu halten, und die Asanas und alles übrige sind nur Mittel dazu. In der *asana*, dem dritten Glied des Ashtanga-Yoga, wird dann Vollkommenheit erreicht, wenn der Geist auf das höchste unendliche Bewußtsein gerichtet wird. Diese spezielle Interpretation der Sutra besagt, daß du automatisch in allen Stufen des Yoga Vollkommenheit erlangt hast, wenn du wirklich das höchste Bewußtsein erreichst. Wer war es schließlich, der den heiligen Franz von Assisi Yoga lehrte? Und wer brachte dem allerersten Begründer des Yoga-Systems Yoga bei? Weil ihr Geist beständig auf das Unendliche gerichtet war, wurde die Asana ohne Anstrengung gemeistert.

Um hier ein wenig vom Thema abzuschweifen - in theologischen Kreisen besteht schon lange eine Kontroverse darüber, ob bestimmte Zauberkräfte oder Fähigkeiten, die im Sanskrit *siddhis* genannt werden, ein Geschenk göttlicher Gnade sind oder sozusagen durch harte Arbeit erworben werden. Die christliche Tradition z.B. lehrt, daß die Kraft, Kranke zu heilen,

Teufel auszutreiben oder in Zungen zu reden, ein Geschenk des Heiligen Geistes sei und daß wir sie nicht wirklich verdienen. Dies ist ein sehr interessantes Thema und ein Problem, das nicht auf die christliche Theologie beschränkt bleibt. Diese Frage von eigenem Handeln und Gnade, unserer Vorbereitung und Gottes Geschenk ist Teil praktischer Metaphysik.

Die Standard-Antwort des Yogis auf diese Frage ist, daß wir uns selbst dann, wenn wir davon sprechen, daß eine *siddhi*, eine Kraft erworben wird, zunächst die Qualifikation dazu aneignen müssen. Warum denn habe ich bestimmte Kräfte nicht? Warum kann ich nicht z.B. zu einem Wolf hingehen und zu ihm sagen: 'Schau, Bruder Wolf, du solltest keine Menschen beißen,' und erreichen, daß der Wolf zu mir sagt: 'In Ordnung, Heiliger, ich werde es nicht mehr tun.' Warum habe ich nicht die Macht, dies zu tun? Warum ist Gott so parteiisch, daß er diese Kraft dem Heiligen Franziskus verleiht, mir aber nicht? Die Antwort, ganz gleich, ob wir Christ, Hindu oder Japaner sind, würde lauten, daß wir das Geschenk dann erhalten, wenn wir das richtige Gefäß dafür sind. Einen Ozean kann man nicht in eine Halbliterflasche gießen. Wir müssen unseren Geist erweitern durch Gebet, Sehnsucht, Selbstreinigung, Disziplin und durch unsere Konzentration.

Unsere Anstrengung sollte nicht darauf gerichtet sein, die *siddhi*, das Geschenk, zu erhalten. Das Geschenk ist immer da, immer gegenwärtig, denn Gott lebt in allem und ist für jeden erreichbar. Unsere Anstrengung sollte vielmehr darin bestehen, uns selbst so zu reinigen, daß wir das richtige Gefäß für das Geschenk werden. Ich hege wirklich keinerlei Zweifel, daß Swami Rama, den wir voller Liebe und Respekt 'Swamiji' nennen, letztlich sagen würde, daß das Geschenk (der Erwerb einer *siddhi*) von selbst kommt als Nebenprodukt unserer Bemühungen um Selbstreinigung. Und bevor wir nicht diese bestimmte Ebene der Selbstreinigung erreicht haben, sind die ewig gegenwärtigen Geschenke zwar da, aber wir bieten sozusagen keinen genügend großen Behälter, um sie in uns aufnehmen zu können.

Dies gilt auch für den spontan und plötzlich erreichten Zustand des Samadhi. Nimm z.B. den Heiligen Paulus, einen Erzfeind Christi, der sich plötzlich in einem Zustand befindet, in dem er die Augen schließt, von einem Licht getroffen wird und drei Tage lang die Augen nicht mehr öffnen kann. Normalerweise lassen wir die Menschen üben, ihre Augen zu schließen, aber es gibt ein paar besonders Bevorzugte, die das niemals üben müssen. Wen das Licht trifft, dessen Augen werden blind. Im Falle des Heiligen Paulus waren seine feindseligen Ausbrüche gegen Christus gleichsam wie das letzte Aufflackern einer verlöschenden Kerze, wie das letzte Aufflammen der Kräfte negativer *samskaras*, die sich in einem raschen Ausbruch verausgaben und dann aufgezehrt sind. Sobald dieser letzte Rest verbraucht war, war er bereit dafür, von plötzlicher Gnade überwältigt zu werden, sogar von einem Meister, der nicht mehr in seinem Körper weilte. In solchen Fällen geschieht das alles plötzlich und auf einmal, was ein Mensch, der studiert und übt, nach und nach, über eine lange Zeit hinweg, erfährt. Das entspricht der Art und Weise, wie der Evolutionsprozeß mit dem menschlichen Fötus zu arbeiten scheint, der in neun Monaten all die Entwicklungsstadien durchläuft, durch die das Leben in neun Millionen oder neunzig Millionen Jahren gegangen ist. Wir schauen zurück und sehen, woher wir kommen. Genauso ist es mit dem Üben der Meditation. Mit allem, was ein Mensch in seinen vergangenen Leben geübt und praktiziert hat, beginnt er in jedem neuen Leben wieder ganz von vorn. Aber die Ebene, für die er seine zehn früheren Leben gebraucht hat, um sie zu erreichen, wird er nun, in diesem Leben, in zehn Monaten erreichen. Und die Menschen werden sagen, daß er ungewöhnlich rasche Fortschritte macht und daß er frühreif und begabt ist!

Wenn die Seele einen bestimmten Punkt erreicht hat, wird sie ein *sakadagami bodhisattva*, ein potentieller Buddha, der nur noch einmal wiederkehrt, um sich zu vervollkommnen, oder ein *anagami bodhisattva*, der nicht mehr, um sich zu vervollkommnen, wiederkehren wird, sondern nur noch als Inkarnation eines vollkommenen Wesens. Aber auch in einem solchen Fall geht ein Mensch sehr schnell durch alle spirituellen Übungen und erreicht dann höchste Selbstverwirklichung. So kann es auch geschehen, daß ein Lehrer einem Menschen begegnet, der zum erstenmal in seine Klasse kommt, sich in den Lotussitz setzt, die Entspannungsübung durchläuft und sagt: "Ich fühle Wirbel, Energiewirbel, etwas, das rund um mich herum brennt." Wenn ein Lehrer solch einen Menschen trifft, wird er aufgeregt, wirklich aufgeregt, weil er weiß, daß dieser Schüler all das schon einmal geübt hat.

Wenn du dich dem unendlichen Bewußtsein öffnest, wird die Asana automatisch vollkommen, denn das Unendliche ist das Absolute. Und die Beständigkeit deiner Persönlichkeit ist die Absolutheit, *kaivalya*, das Ziel des Yoga, so wie es in den letzten Kapiteln der Yoga Sutras definiert ist. Manchmal kann man einen Yogi so reglos dasitzen sehen, daß es so aussieht, als sei kein Leben in ihm. Unser Swamiji wird so bewegungslos und still, daß man denken könnte, sein Fleisch habe sich in Marmor verwandelt.

Zurückkehrend zu Sutra II,47 macht es also keinen rechten Sinn, wenn wir sie so verstehen, daß dieses unendliche Bewußtsein als Mittel zu betrachten sei, Vollkommenheit in einer Asana zu erlangen. Es hilft uns nicht weiter, wenn wir sagen, daß wir unsere Haltung perfektionieren können, wenn wir unendliches Bewußtsein erlangen. Das ist so, als wollten wir, um einen Eisblock zu gewinnen, einen ganzen Ozean trockenlegen.

Nun, die zweite Interpretation der Sutra lautet: 'Konzentration auf den leeren Raum vervollkommnet die Asana.' Wenn du deinen Geist in die gesamte Ausdehnung des Raumes schickst, kannst du dir vorstellen und spüren, daß dieser selbe Raum durch dich hindurchläuft. Wenn dein Geist sich auf den Weg machen und das erfassen kann - nicht die wahre Unendlichkeit, sondern das, was dem Geist wie die Unendlichkeit erscheint, jene der Unendlichkeit gleichende Natur, Ausdehnung und Expansion des Raumes, jenes selben Raumes, der um dich herum ist und der auch durch dich hindurchläuft - dann wird dir das helfen, ohne allzugroße Anstrengung körperliche Leichtigkeit zu erreichen. Mit anderen Worten, die Entspannung in der Bemühung, das erste Mittel, von dem in der Sutra die Rede war, wird unterstützt durch die Konzentration auf die Vorstellung des Raumes. Denn - was bist du? Dein gesamtes Körpergerüst besteht von Kopf bis Fuß zu vielleicht neunzig Prozent aus Raum. Was ist es also, was du in der Asana zu verdrehen versuchst? Ist es nicht leerer Raum? Und wo ist dann das Problem, wenn du leeren Raum zu verdrehen suchst?

Wenn der Kern eines Wasserstoffatoms die Größe eines Apfels hätte, dann befände sich das Elektron etwa 13 Meter entfernt davon. Die Wissenschaftler sind in Aufregung wegen der Entdeckung eines neuen subatomischen Teilchens, dem Psi. Dieses Teilchen hat eine Lebensdauer von einem Hundertmillionstel einer Millionstel-Sekunde. Das ist seine Lebensdauer. Das zeigt, welch feinste Zeiteinheit eines materiellen Teilchens sie in der Lage sind zu messen. Wenn ein Atomteilchen eine so winzig feine Zeiteinheit erfassen kann, dann kann sich der menschliche Geist, die feinste Form materieller Energie, in der Meditation auch noch auf eine mikroskopisch viel kleinere Zeiteinheit als diese konzentrieren. Wir sollten diese Vorstellung vom Raum und seiner Beziehung zum physischen Körper verstehen und erkennen, daß der Körper zum größten

Teil nichts als leerer Raum ist. Was also ist es dann, was uns beim Verdrehen so viel Schwierigkeiten macht? Wenn wir ein Gefühl für diese Idee und ihre Erfahrung gewinnen könnten, dann hätten wir kein Problem mehr, eine Asana zu meistern.

Eine dritte Interpretation der Sutra ist ein bißchen mythologisch, gleichsam eine philosophische Interpretation in mythische Sprache gekleidet. Mythologie ist nichts anderes als Philosophie in interessanter, symbolischer Form. Philosophie auf der Ebene des Unbewußten wird zu Mythologie. Von dort steigen all die mythischen Gestalten herauf. Sie können eine *sattvische*, *rajasische* oder *tamasische* Form annehmen. Philosophie auf der Herzensebene, auf der Ebene des Gefühls, ist Mythologie. Und deshalb gibt man der Sutra auch eine mythologische Interpretation, in welcher das Wort *ananta* der Name der großen Schlange ist, auf der Gott Vishnu schläft. *Ananta* bedeutet 'ohne Ende, ewig, unbegrenzt.' Ihr anderer Name ist *Shesha*, was so viel bedeutet wie 'das, was übrigbleibt.' Wenn das Universum aufgelöst wird, schläft Gott Vishnu, der Erhalter, auf der aufgerollten Schlange der Unendlichkeit, die als Rest, als Rückstand des Universums übrigbleibt. In der mythologischen Tradition heißt es, daß die Erde auf den Millionen Köpfen dieser Schlange Ananta ruht. Und die Schlange ruht ihrerseits auf einer Schildkröte. Die Siddhi der Meisterschaft in den Asanas ist für die Schildkröte Befriedigung und Erfüllung. Wenn sich die Schildkröte bewegt, bewegt sich die Schlange, und wenn sich die Schlange bewegt, bebt die ganze Erde. In der Yogasprache kennen wir die Schlange, wenn wir das schöne Bild seiner Bildlichkeit entkleiden, als Kundalini. Wenn die Kundalinikraft sicher und beständig wird und nicht bebt, wird der ganze Körper sicher und beständig wie eine Flamme an einer Stelle, wo kein Wind weht und kein Hauch sich rührt. Alles wird fest und beständig - Stimme, Augen, Gehör, Sinne, Worte, Geist, Körperhaltung, Stehen und Sitzen

- alles.

Wenn ein Yogi einen Menschen sieht, der nicht fest und beständig sein kann, ist er sehr unglücklich und voller Mitgefühl. Wir mögen uns nach unserer Wahl frei bewegen, wir können tanzen oder nur entspannt dastehen, aber wir sollten es bewußt tun und bewußt wahrnehmen. Und wir sollten in der Lage sein, von einem Augenblick zum anderen still zu werden, so daß es in uns keine Bewegung mehr gibt. Unser Geist sollte fest auf einen Punkt gerichtet sein, und es sollte keine Bewegung geben, die von diesem Punkt wegführt. Wir sollten so lange auf diesen einen Punkt konzentriert bleiben, wie wir es wünschen. Das würde bedeuten, daß wir den Bereich des Gefühls erobert hätten. Ein Mensch, der sich unkontrolliert bewegt und zittert, ist emotional gestört. Ein Mensch mit einem beständigen Gefühlsleben hat einen ruhigen Körper mit gesetzten Bewegungen und eine sichere Stimme. Die Vollkommenheit einer Körperhaltung hat all diese vielfach miteinander verästelten Merkmale. Es geht nicht bloß darum, daß wir unseren Körper in diese oder jene Haltung bringen können. Wie halten wir unseren Körper, wenn wir gehen, stehen oder auf einer Party Gespräche führen? Theaterschulen trainieren Schauspielerinnen darin, sich gut zu halten, aber das wirkt künstlich, weil die gute Haltung nicht aus der Beständigkeit der Gefühle und des Geistes kommt. Wenn sich ein Mensch nicht ruhig und gelassen verhalten kann und immerzu sprechen, essen oder sich bewegen muß, liegt bei ihm irgendeine emotionale Störung vor.

Das erste, was wir tun müssen, ist, unser Leben zu begradigen. Wenn unser Geist vielfach geteilt ist, ist es unsere Körperhaltung auch. Das ist der Punkt, wo unsere gesamte Körpersprache ins Spiel kommt. Je mehr wir wachsen, desto mehr sollten wir uns unserer Körperhaltung bewußt sein. Laß die Gefühle an der Körperhaltung arbeiten, und zur gleichen

Zeit laß die Körperhaltung die Gefühle schulen.

Auf einem Wochenendseminar vor einigen Jahren beklagten sich viele Teilnehmer darüber, daß sie fünfzehn Minuten lang ohne Bewegung stillsitzen mußten. Wenn ein Mensch nicht fünfzehn Minuten lang stillsitzen kann, wird er wahrscheinlich innerhalb von zwei Wochen seinen Job aufgeben oder in seinem College nicht länger als vierzehn Tage bleiben. Auch wird er nicht der gleichen Frau fünfzehn Jahre lang treu bleiben, weil die emotionale Beständigkeit fehlt. Er wird immerzu wegrennen und die ganze Zeit zu entkommen suchen. Die Vollkommenheit der Körperhaltung zeigt sich ganz allgemein im täglichen Leben; wie ein Mensch geht, im Krankenhaus arbeitet, hinter seiner Schreibmaschine sitzt, das alles sagt etwas über ihn aus. Wenn ein Mensch jene Vollkommenheit der Haltung besitzt, kommen seine Worte anders aus ihm heraus. So viele Leute sprechen lediglich mit den Lippen, weil nichts aus der Tiefe ihres Herzens oder Geistes kommt. Die gesamte Körperhaltung ist schlaff, und die Worte, die herauskommen, sind ebenfalls schlaff. Sie haben keine Richtung, keinen Punkt, auf den sie zielen, sie sind nicht kanalisiert. Der Geist ist nicht kanalisiert.

In der indischen Mythologie bleibt Vishnu, der erhaltende, ernährende Aspekt Gottes, der den gesamten Körper des Universums ebenso durchwebt wie unseren persönlichen, individuellen Körper, nach der Auflösung des Universums auf der aufgerollten Kundalini-Schlange zurück. Die Vollkommenheit der Wirbelsäule ist die Vollkommenheit der Haltung, denn die Wirbelsäule ist der Sitz der Kundalini-Kraft. Deshalb rät ein Lehrer, der jemandem hilft, seinen Lotussitz zu vervollkommnen, daß er zwar die Beine wechseln und verschieben kann, jedoch die Wirbelsäule immer gerade halten muß. Wir brauchen eine Achse, die *meru*, welche in der Yoga-Symbolik den zentralen Berg der Erde bedeutet, auf dessen einer Seite die

Sonne aufgeht und auf dessen anderer Seite sie untergeht. Eines der Sanskrit-Worte für die Wirbelsäule ist *meru-danda*, der Merupfahl oder Meridian. Die Wirbelsäule ist *meru-danda*, die Stützachse des Körpers, und wenn unsere Achse gerade ist, ist auch der Rest unseres Körpers wohlausbalanciert.

Die Schlange *Shesha* oder *Ananta* ruht auf dem Rücken der Schildkröte. Was bedeutet die Schildkröte? In der Bhagavadgita und auch bei der Heiligen Theresa von Avila findet sich eine Textstelle, in der es heißt: 'So wie eine Schildkröte alle ihre Glieder einzieht, so zieht ein weiser Mensch alle seine Sinne nach innen.' Das ist die Schildkröte. Eine andere Yoga-Sutra von Patanjali lautet folgendermaßen (III,31): *Kurma-nadyam sthairyam*: Durch Konzentration auf *kurma-nadi*, den Schildkrötenkanal für Prana in der Nähe des Herzzentrums, erlangt man die *siddhi* der *sthairya*, der vollkommenen Beständigkeit und Ruhe. Wenn du deine Sinne nach innen gezogen hast, so wie eine Schildkröte ihre Glieder unter den Schild zieht, dann, und nur dann kann sich die Schlange der Unendlichkeit in dir gerade aufrichten und auf ihren tausend Köpfen die gesamte Lebenskraft tragen, die dich durchdringt. Wenn die Schildkröte erzittert, bewegt sich die Schlange, und die Erde bebt. Die Körperhaltung ändert sich.

Die Kundalinikraft ist von solcher Art, daß sie nicht nur alles bewegt, sondern auch alles ruhig und bewegungslos macht, denn die Kundalini-Impulse sind feiner als alle bisher entdeckten Materieteilchen. Als Ergebnis hiervon wird der konzentrierte Geist so fein, daß er in der Welt von Raum, Zeit, Ursache und Wirkung zu einem einzigen feinen Punkt wird, in den du eintreten und in dem du bleiben kannst. Dann wird der ganze Körper fest und beständig. Alles, was du tun mußt, ist, diesen Punkt zu finden. Auf diese Weise wird durch die Konzentration auf die Schlange des unendlichen Raumes die Haltung verbessert und vervollkommnet. Denke dir eine lang und gerade ausgestreckte Schlange: das ist deine Wirbelsäule.

Wir haben hier eine Reihe verschiedener Methoden aufgezählt, wie man seine Haltung vervollkommnen kann. Denke dabei daran, daß mit der Vollkommenheit der Haltung nicht die der Yoga-Körperhaltungen gemeint ist, wenn du Hatha Yoga übst. Es geht vielmehr um eine vollkommene Haltung das ganze Leben hindurch. Und das kann als Zeichen dafür dienen, wo unser Geist ist. Ein Mensch mag entspannt, mit krummem Rückgrat, auf welche Weise er will dastehen. Das ist in Ordnung, aber er sollte so viel Gewalt über sich haben, daß er augenblicklich und für jede gewünschte Zeitdauer seine Wirbelsäule gerade halten, sie als Achse gebrauchen und seinen Geist anmutsvoll bewegen kann. Wenn wir über die Schlange Bescheid wissen, braucht uns niemand mehr tanzen zu lehren. Je beständiger unser Geist ist, desto mehr Anmut wird uns daraus zufließen und desto kontrollierter und anmutiger werden unsere Bewegungen sein.

Man sollte am Zustand des Geistes arbeiten, denn er ist es, der die Haltung stört und beeinträchtigt. Dann wird die Haltung sich automatisch von selbst verbessern und vervollkommnen. Was im Geist bewirkt, daß sich jemand bewegt? Was immer es ist, das einen Menschen dazu bringt, sich zu bewegen und seine körperliche Haltung zu verändern, es ist das gleiche, das ihn aus einer Beziehungssituation flüchten läßt, das ihn daran hindert, sich über eine längere Zeit irgendeiner Sache zu widmen, das ihn veranlaßt, einmal und noch einmal und dann ein drittes Mal zu heiraten, das ihn eins, zwei, drei die Lehrer und die Mantras wechseln läßt, kurz, das ihn mal hier, mal da und überall und nirgends hintreibt. Das ist die Kaninchen-Haltung!

Die dritte Sutra, die wir uns näher anschauen wollen, ist Sutra II,48: *Tato dvandvanabhighatah*: Dann leidet man nicht länger an den Gegensatzpaaren (wie z.B. Hitze und Kälte). Dann wird man nicht mehr gestört und beeinträchtigt durch die *dvandvas*, und das bedeutet, nicht mehr verletzt zu werden, nicht mehr zu leiden, nicht mehr verwirrt zu werden durch die *dvandvas*. Das Wort *dvandva* bedeutet Gegensatzpaare, Dichotomien. In dieser Welt gibt es alle Sorten von Gegensatzpaaren. Die ganze Welt besteht aus Zwei. Wenn Zwei zu Eins wird, ist das Ende der Welt gekommen. Wenn Raum, Zeit, Ursache und Wirkung, wenn all das eins geworden, der Zukunft keine Vergangenheit mehr entgegengesetzt ist, das Hier kein Dort mehr hat, dann ist Zwei Eins geworden. Entsprechend ist es, wenn wir zwei Dinge wählen können, in einem Konflikt stehen, eine emotionale Zweiheit vorliegt, eine geistige Doppelheit, dann sind wir innerlich gespalten, schizophren, weil wir uns um zwei Dinge gleichzeitig kümmern. Unser Geist ist gespalten. Dann entwickelt sich eine emotionale, spirituelle oder körperliche Dualität, und wir werden in Gegensätze verwickelt -Hitze kontra Kälte, Schmerz kontra Vergnügen, usw.

Auf diese Weise fassen wir Menschenwesen sogar unsere Vorstellungen vom Himmel in Bilder, die aus unserem eigenen Geist stammen. So stellt die Mythologie, die sich rund um Mesopotamien, in Arabien und Israel, in allen Wüsten und heißen Teilen der Welt entwickelt hat, die Hölle immer als einen Ort glühender Hitze dar. Die Hölle in der Mythologie des mittleren Ostens besteht ganz aus Feuer, während die Himmel des Mittleren Ostens als kühle Plätze vorgestellt wurden, wo man unter schattigen Weinreben voll saftiger Trauben lagert, die man nicht einmal zu pflücken braucht, weil sie einem von selbst in den Mund fallen. Im Koran findet man den Himmel mit Kanälen kühlen fließenden Wassers beschrieben, denn das einzige Glück und Vergnügen, das die Menschen in Arabien kannten, war der Schatten einer Oase. Die Hölle in der nordischen Mythologie hingegen ist ein dunkler, kalter Ort, ganz Eis. Wonach immer wir uns in diesem Leben sehnen, was wir aber nicht bekommen, das erhoffen wir uns im nächsten Leben. Wir haben immer irgendeinen Wunsch, eine Hoffnung, und unsere Sehnsucht danach wird zu unserem Himmel. Aber in Wirklichkeit gibt es weder Himmel noch Hölle, sondern nur Gegensatzpaare, die mit unserem Geist ihr Spiel treiben.

Wenn ein Mensch seine Meditations-Asana perfekt beherrscht, wird er nicht länger von Gegensätzen in Verwirrung gebracht. Wenn die Wirbelsäulenachse gerade und fest aufgerichtet ist und sich weder nach links noch nach rechts, weder nach vorn noch nach hinten neigt, besteht vollkommenes Gleichgewicht. Die zentrifugalen und zentripetalen Kräfte sind dann so gut im Gleichgewicht, daß die wirbelnde Spitze nicht fallen kann, weil ja die Achse da ist. Wenn du deine Achse im Leben gefunden hast, zeigt sich das an deiner Haltung. Dann stehst du fest und sicher da mit deinem Körper, deinen Gefühlen und wirst nicht so leicht durch Hitze und Kälte, Schmerz und Vergnügen, Verlangen und Befriedigung oder Lob und Tadel aus dem Gleichgewicht gebracht. Du beobachtest die *dvandvas* als leidenschaftsloser Zeuge, und das wird dir zur ganz natürlichen Disziplin.

Wenn in den Höhlen des Himalayas die Schüler unterrichtet werden, beginnen die Lehrer nicht damit, ihnen gleich am ersten Tag die Yoga Sutras beizubringen, sondern sie lehren sie zu sitzen. Jeder möchte in die Höhlen der Himalayas gehen, aber viele können nicht einmal sechs Minuten lang in der Meditation still sitzen, geschweige denn sechs Stunden. Dieser Schmerz muß besiegt und überwunden, das Prinzip der Gegensätze muß erobert werden. Aber wenn wir nur unsere Körper zwingen, dem Schmerz standzuhalten, werden wir unser Ziel nicht erreichen. Es ist die Dualität des Geistes, seine Gespaltenheit in Schmerz und Vergnügen, die wir erobern und aus der wir eine Einheit machen müssen.

So ist also die Eroberung und Überwindung der Gegensätze eine natürliche Folge aus der Vervollkommnung der Haltung. Aber wenn diese Eroberung nicht in deinem täglichen Leben stattfindet und du stets zwischen diesem und jenem hin- und hergerissen bleibst, dann kannst du nicht lange sitzen und meditieren, weil der Geist die Achse des Körpers kontrolliert und bewegt. Der Geist wechselt und ändert die ganze Zeit seine Richtung, vierundzwanzig Stunden lang. Der Geist springt während der Meditation von einem Objekt zum andern, verschiebt die Achse, kippt die Achse und *meru-danda*. Der Zentralberg beginnt zu beben, und so hast du Erdbeben im Körper, Zucken und Krämpfe.

An diesem Punkt kommen wir zur eigentlichen Bedeutung von Askese. Wahre Askese heißt nicht, Hitze und Kälte zu widerstehen und sich eine Erkältung zu holen durch Barfußlaufen im Schnee, sondern solch ein Mensch zu werden, daß du in ganz normaler Baumwollkleidung im Schnee gehen kannst, ohne dich zu erkälten. Finde im Geist heraus, wo die Haltung anfängt, und von dort her sende den richtigen Impuls in die richtige Richtung, dann hast du Vollkommenheit in der Haltung erreicht. Dann bist du nicht länger den Launen extremer Wünsche und Triebe unterworfen. In der Stadt Kanpur hörte ich, daß unser Swamiji dort sieben Tage ohne Essen, ohne Wasser, ohne Bewegung, ohne zur Toilette zu gehen oder zu baden, gesessen hat. Er saß einfach da, sieben Tage lang, an einer Stelle.

Haltung ist Festigkeit des Geistes, Festigkeit der Gefühle, Festigkeit im Leben, Festigkeit in Entscheidungen. Haltung bedeutet eine ganze Körpersprache.

5

Kundalini – die schlafende Energie

Wir haben von Hatha Yoga gesprochen als Anbetung, als Selbstdisziplin und Selbstüberwindung und als Mittel zur Reinigung von Karma. Nun wollen wir kurz die Beziehung von Hatha Yoga und Kundalini Yoga diskutieren. Kundalini Yoga ist der Yoga der Energieströme, nicht im Sinne elektrischer Energie oder Wärmeenergie oder Lichtenergie, welche alle materiell sind, sondern im Sinne von Lebensenergie, die das Ich, das Selbst ist, jenes *Ich bin Das*. Der Hauptstrom der Kundalinikraft fließt durch die Wirbelsäule und ist dabei in drei Ströme geteilt: *ida*, *pingala* und *shushumna*: *shushumna* als Hauptstrom in der Mitte, *ida* links davon, *pingala* rechts. Wenn *pingala* aktiv ist, fließt der Atem im rechten Nasenloch frei, ist *ida* aktiv, im linken.

Im Kundalini-Yoga wird die im tieferen Bewußtseinszentrum schlafende und gespeicherte Energie erweckt. Nur eine sehr kleine Portion, nur ein sehr geringfügiger Strom der Kundalinikraft ist in den meisten Menschen wach und veranlaßt uns, durch all die Erfahrungen und Aktivitäten unseres Lebens zu gehen. Alle Funktionen des Bewußtseins - Gehirn, Sinne, Bewegungen, Nerven, Wünsche, Leidenschaften,

Komplexe -alles, was wir sind oder tun, alles, dessen wir uns bewußt sind - Denk- und Handlungsprozesse, Erfahrungen, Erinnerungen, Erfindungen, Genie, Dichtung, Sex, Gewalt und Mord, Frieden, Ruhe und Stille - all das sind Funktionen der Kundalinikraft. Eine winzige Menge davon gelangt durch die Wirbelsäule in unser System und stellt so eine Verbindung zwischen dem Gehirn und den sieben Bewußtseinszentren her. Von dort breitet sich die Kundalinikraft durch unseren ganzen Körper aus: sie wird zur Wärme in unseren Händen, zum Licht in unseren Augen, zum Geschmack in unserem Mund, zur Sprache auf unserer Zunge. Alles, was die Menschheit je erreicht, erworben, entwickelt, zustandegebracht, erschaffen und zerstört hat, kommt aus einem winzigen Funken Kundalinikraft. Diese Energie ist nicht nur *sat*, das Sein, wie es in der Materie existiert, sondern auch *chit*, Bewußtsein, Gewahrsein, Leben, ein Strahl Gotteslicht, hell wie zehntausend Sonnen, ein Lichtblitz in der Wirbelsäule.

Das höchste und letzte Ziel eines Yogis ist die gänzliche Erweckung der Kundalinikräfte. Hat diese Erweckung stattgefunden, so ist das Bewußtsein des Yogis danach die gesamte Lebenskraft des ganzen Universums. Der Yogi erfährt, daß er an diese Kraft angeschlossen ist und in diesem Bewußtsein wandelt. Von dorther bezieht der Yogi all seine Wunderkräfte. Er lebt in einer völlig anderen Welt, und doch scheint er gar nichts Besonderes zu tun, denn er braucht seinen Körper nicht zu bewegen, um Kundalini Yoga zu betreiben. Kundalini Yoga ist eine sehr hochentwickelte und subtile Form des Yoga, in der alles, was geschieht, anderen unsichtbar bleibt. Es ist dies das Yoga des wahrhaft Unfaßbaren, zu dem vielleicht einer von fünfhundert Millionen Menschen Zugang haben mag.

In seiner feinsten, höchsten und tiefsten Philosophie ist Hatha Yoga eine Vorbereitung für Kundalini Yoga. Hatha Yoga ist dann die Vorbereitung auf die Kontrolle und Führung meditativer Erfahrung. Einfach ausgedrückt: Wir wissen, daß wir Probleme haben, uns hinzusetzen und zu meditieren. Und wenn wir schließlich das Problem mit den ständig einschlafen den Füßen gelöst haben, dann fangen erst die eigentlichen Probleme an, denn von diesem Zeitpunkt an werden wir mehr und mehr gewahr, welch ein Hindernis dieser grobe Körper und seine groben Gewohnheiten bei der Erfahrung von etwas Feinerem sind. Hatha Yoga verfeinert den Körper, um so dem Menschen eine feinere Energie-Existenz zu erschließen.

Wieviele Engel tanzen auf einem Stecknadelkopf? Fünf, fünfzig oder fünfhundert? Wie kommt es, daß so viele Engel auf einem Stecknadelkopf tanzen können? Weil sie nicht aus grober Materie bestehen, sondern Energiewesen sind. In der Meditation werden wir das gewahr. Das höchste Ziel des Yoga ist die gänzliche Wandlung der Menschheit in Wesen aus reiner göttlicher Energie. Arthur C. Clarkes Buch "Childhood's End" verfolgt sehr genau und nah die Bestrebungen, die die Menschen seit langer Zeit hegen, engelhaft, Energiewesen zu werden wie *devas* (die Schimmernden), so daß sie keinen groben physischen Körper brauchen. Was wir über unsere Sinne von der sinnlichen Welt erfahren, ist nur ein winziger Teil der Erfahrungen, die in Wahrheit auf der Energieebene existieren. Im Kundalini Yoga entfalten sich diese Erfahrungen einer feineren Welt. Zu Beginn sind die Erfahrungen der Kundalinikraft sehr angenehm, so angenehm, daß die körperlichen oder sinnlichen Erfahrungen, mit denen die Menschen sonst gewöhnlich vertraut sind, nichts sind im Vergleich mit den Empfindungen, die Kundalini verschaffen kann. Selbst wenn ein Yogi Sinneserfahrungen benutzen mag für unsichtbare innere Zwecke, von denen nur wenige Menschen überhaupt etwas verstehen, so identifiziert er sich doch nicht mit ihnen oder zieht aus ihnen das Vergnügen, das wir ihnen abgewinnen.

Jemand nimmt vielleicht Hatha Yoga Unterricht, um zu lernen, wie er seinen Rücken stärken kann. Solche Dinge wie die Stärkung des Rückens und die Arbeit an Schilddrüsenproblemen sind sehr leicht, aber Hatha Yoga als Vorbereitung auf höhere Stufen der Meditation ist etwas anderes. Wie ich vorhin sagte, beginnen wir auf einer sehr groben Ebene. Wenn die Wirbelsäule nicht gerade ist, wird der Energiefluß behindert. Hatha Yoga ist wie das Ankurbeln eines Automotors: die Zündung im Auto funktioniert nicht, also gehst du raus und kurbelst den Motor an, indem du Kraft anwendest. Wenn du aber weißt, wie die Zündkerzen arbeiten, wie die Zündung funktioniert, dann arbeitest du von innen. Kundalini Yoga heißt, von innen zu arbeiten, während Hatha Yoga von außen her zu arbeiten bedeutet.

Lassen Sie uns nur gerade diese Grundtatsache der Wissenschaft vom Kundalini Yoga festhalten: daß *shushumna* ein Energiestrom ist, der durch die Wirbelsäule fließt, dabei sieben Bewußtseinszentren passiert, so als wäre er ein Fluß, der auf seinem Weg durch sieben Seen fließt. Dieser Fluß wird *Sarasvati* genannt (*saras* bedeutet See). Wenn man nicht gelernt hat, die Wirbelsäule gerade zu halten, blockiert man den Energiefluß dort, wo er in feinere Ströme mündet, in Kapillargefäße, in Millionen von Nervenenden usw. Die Kraft dieses Energieflusses hängt davon ab, wie gerade die Wirbelsäule gehalten wird. Bilden Rückgrat und Nacken keine gerade Linie, dann kann sich der Brustkorb nicht richtig heben und die Kundalinienergie kann dann nicht gut genug stimuliert werden durch die Tiefe des Atemflusses, und auch die Atmung kann dann nicht gut stimuliert werden durch den sanften Fluß der Kundalinienergie.

Im Hatha Yoga werden vier Verschlüsse praktiziert: *mulabandha*, der Wurzelverschluß, bei dem die unteren analen und genitalen Verschlußmuskeln sowie die inneren Rektalmuskeln nach oben und innen zusammengezogen werden; dann *khechari*, der Zungenverschluß, bei dem man die Zunge nach oben und so weit wie möglich in den Gaumen zurückkrümmt; *uddijanabandha*, das Einziehen des Oberbauches, wobei eine Höhlung entsteht, wenn der Oberbauch unter die Rippenbögen hochgezogen wird; schließlich *jalandharabandha*, der Kehlverschluß, wobei das Kinn in die Höhlung zwischen den beiden Schlüsselbeinknochen gedrückt wird. Ein fünfter Verschluß, *jnana-mudra* oder chin-mudra, der Finger-Verschluß für die Meditation, wird leicht ausgeführt, indem man die Zeigefingerspitze sanft die Daumenspitze berühren läßt, so daß der Energiefluß nicht nach außen geht, sondern zurück nach innen. Die Finger nehmen diese angenehme Haltung ganz natürlich ein und krümmen sich zueinander wie bei einem Baby.

Wird *mulabandha*, der Wurzelverschluß, beherrscht, ist der nächste Schritt das Üben von *ashvini mudra. Ashvini mudra* ist ein abwechselndes Loslassen und Einziehen des Wurzelverschlusses. Lasse den übrigen Körper entspannt und ziehe die Schließmuskeln nach oben und innen, dann lasse los ... ziehe ein ... und lasse los ... ziehe ein ... und lasse los. Dabei wird das ganze Gebiet um den Schließmuskel eingezogen. Man lehrte die römisch katholischen Priester einige dieser Übungen, da dann das Zölibat leichter für sie wurde. Sie waren dann in der Lage, die nach unten und außen fließende Energie nach oben und innen zu ziehen, von tiefer gelegenen Bewußtseinszentren (Chakren), die in Verbindung mit sexuellen Gedanken stehen, zu höheren Zentren, wo Liebe und Mitgefühl vorherrschen, wie z.B. im *anahata chakra*, dem Herzzentrum. Die Idee im Kundalini Yoga ist, Energie in höhere Bewußtseinszentren hinaufzuziehen. Wenn du Energie in diese höheren Zentren hinaufbringst, kannst du von jedem Zentrum aus sehr viel mehr erreichen als vorher. Wenn das Herzzentrum z.B.

geöffnet wird, wirst du nicht etwa gefühllos, sondern du wirst vielmehr zum Herrn deiner eigenen Gefühle und der Gefühle anderer Menschen, denen du in deiner Umgebung ausgesetzt bist. Oder, wenn das Kehlzentrum offen ist, wirst du ebenso zu einem Meister der Musik und des Gesangs wie auch von Hunger und Durst. Wenn sich das Zentrum zwischen den Augenbrauen öffnet, wirst du zum Meister der Innenschau und aller intuitiven Prozesse.

Im Kundalini Yoga sieht man von außen nichts geschehen. Selbst wenn ein Yogi direkt vor deinen Augen sitzt, so siehst du doch nichts vor sich gehen, denn er bewegt seinen physischen Körper nicht in irgendeiner besonderen Weise. Was sich bewegt, ist der feinere Energiestrom in seinem Innern. Hatha Yoga wird zur Vorbereitung für diese innere Bewegung. Wenn z.B. jemand den Afterschließmuskel einzieht und wieder losläßt, so ist der Sinn der Sache nicht die bloße Muskelbewegung. Die meisten Menschen spannen die Muskeln an und lassen sie wieder los und erreichen damit sehr wenig. Wenn du die *ashvini mudra* ausführst, die Spannung löst und hältst, löst und hältst, dann solltest du den Energiestrom aufwärts fließen fühlen bis zum siebten Chakra.

> Sitze mit geradem Kopf, Nacken und Rumpf. Schließe die Augen. Entspanne deinen Geist. Enstpanne die Stirn. Entspanne deine Gesichtsmuskeln. Entspanne deinen Unterkiefer.
>
> Entspanne deinen Unterkiefer noch mehr. Entspanne die Schultern. Entspanne die Schultern, bis du die Entspannung in den Fingerspitzen fühlst. Entspanne deine Brust und deinen Brustkorb. Entspanne das Herzzentrum.
>
> Entspanne deinen Oberbauch, die Nabelgegend, die Bauchdecke. Entspanne das Becken und alle Muskeln deiner Beine.
>
> Entspanne nochmals deine Beine. Entspanne das Becken. Entspanne das unterste Ende deiner Wirbelsäule. Richte deine Aufmerksamkeit auf deine Wirbel und entspanne sie einen nach dem andern. (Du wirst das nicht tun können, wenn deine Haltung

nicht korrekt ist).

Entspanne deine Schulterblätter. Entspanne die Schultern. Entspanne den Unterkiefer. Entspanne dein Gesicht und deine Stirn. Atme aus und ein und fühle den Atem in deinen Nasenflügeln, so als ob der Atem aus dem Zentrum zwischen den Augenbrauen käme.

Wenn du jetzt einatmest, fühle deinen Atem die Wirbelsäule hinunterfließen bis zum unteren Ende der Wirbelsäule. Wenn du ausatmest, atme so, als ob der Atem die Wirbelsäule hinaufflösse; atme dann ohne Pause wieder ein und die Wirbelsäule hinunter bis zu ihrem untersten Ende. Wenn der Atem aufwärts und hinausfließt, ist es so, als ob der Energiestrom aufwärts flösse.

Bei der Einatmung, die Wirbelsäule hinunter, denke dein Mantram, bei der Ausatmung, die Wirbelsäule hinauf, denke dein Mantram.

Laß dein Herzzentrum entspannt. Halte die Schultern entspannt. Lasse Kiefer und Stirn entspannt bleiben. Halte die Wirbelsäule gerade. Atme ein und denke dein Mantram, atme aus und denke dein Mantram in der Wirbelsäule.

Wenn du jetzt die Wirbelsäule hinaufatmest, ziehe deine Rektal-und Analverschlußmuskeln aufwärts, so als ob du alle Energien aus den unteren Zentren in den Fluß die Wirbelsäule hinauf drücken wolltest. In der Einatmung fließt der Atem mit dem Mantram die Wirbelsäule hinunter, und während du durch die Wirbelsäule hinauffließt, drücke mit dem Wurzelverschluß alle Energie nach oben, so daß du den Stoß durch den Atem bis nach oben hin verspürst. Sei dir allein dieses Energieflusses bewußt.

Es besteht eine Tendenz, diese Energie und Spannung im Mund zu lösen, deshalb krümme deine Zunge zurück in den Gaumen; lasse dabei in den Wangen und an den Kieferseiten einen Saugeffekt entstehen. Entspanne deine Schultern. Entspanne dein Herzzentrum. Atme aus die Wirbelsäule hinauf mit dem Zungenverschluß und dem Wurzelverschluß. Wenn du ausatmest, fühle, wie der Wurzelverschluß die Energie in deiner Wirbelsäule hinaufstößt.

Laß keine Spannung in deinem Gesicht entstehen. Denke dein Mantram bei jedem Atemzug. Fahre fort, den Energiefluß zu spüren, während du langsam deine Augen öffnest.

Diese Übung ist eine Kombination aus Hatha Yoga (etwas mit den Muskeln tun), Mantra Yoga (Beobachtung des Mantras im Geist) und Kundalini Yoga (Konzentration auf den Kundalini-Fluß).

Was wir im Hatha Yoga unter Anwendung von Kraft und Willensstärke tun, geschieht später, wenn die Kundalinikräfte erwacht sind, ganz natürlich und unwillkürlich. Betrachten wir einmal die inneren Reinigungen im Yoga. Die inneren Wäschen sind ausgezeichnete Übungen, um sich bei guter Gesundheit zu erhalten. Sie erfüllen ihren Zweck, indem sie den Körper von all seinen Gift-Depots befreien, die Lymphknoten und das Verdauungssystem und alles übrige reinigen. Wenn ein Yogi, der Kundalini Yoga praktiziert, diese Wäschen anwendet, so verfolgt er damit noch einen weiteren Zweck. Wenn sich z.B. noch Nahrungspartikelchen im Körpersystem eines Yogis befinden, der sich zur Meditation hinsetzt, so spürt er sie, also muß er sein Körperinneres sauber halten. Ferner beginnt die Reinigung, die wir mit den Hatha Yoga Wäschen willentlich vollziehen - z.B. indem wir Wasser einsaugen und wieder ausspeien - im Kundalini Yoga ganz automatisch von selbst zu geschehen. Dies ist der unwillkürlichen Stuhlgangentleerung sehr ähnlich, die eine Frau kurz vor der Menstruation erlebt. Einmal im Monat oder auch öfter kann ein Yogi eine Art Durchfall bekommen, bei dem alle Abfallstoffe heftig ausgeschieden werden, weil die Kundalini-Energie auf den Vagusnerv einwirkt. Wenn der Vagusnerv stimuliert wird, so hat das Auswirkungen nicht nur auf die Denk- und Gehirnenergie, sondern auch auf das gesamte autonome Nervensystem. Es ist wissenschaftlich erwiesen, daß bei einer Stimulierung des Vagusnervs durch elektrischen Strom etwas Ähnliches ausgelöst würde. Niemand jedoch kann das mit dem bloßen Willen tun außer den Kundalini-Yogis, die den Vagusnerv durch den zentralen Energiekanal in der

Wirbelsäule stimulieren, den wir als *shushumna* kennen.

Wenn ein Mensch die Kundalini-Ströme gewahr wird, bemerkt er auch viele andere Dinge in seinem Körper, die ein Durchschnittsmensch nicht wahrnimmt. Ein solcher Mensch weiß z.B. genau, in welchem Zustand sein Magen und seine Lunge sind, was seine Leber macht und wie sein Gehirn arbeitet, und er weiß zu jeder Zeit, wie sein Atem fließt. Mit Hilfe einer bestimmten Atemtechnik kann er - z.B. wenn er vielleicht gerade ein Buch diktiert - sich hinlegen und drei Stunden Schlaf in eine Stunde Schlaf zusammenziehen. Wenn der physische Atem mit der Prana-Kraft verbunden wird, welche ihrerseits mit dem Kundalini-Atem in Verbindung steht, erzeugt der Yogi so viel Energie, daß er in kurzer Zeit in den Genuß einer vollen Nachtruhe gelangen kann, indem er eine besondere Technik, genannt *yoga nidra* oder Yogaschlaf, anwendet.

Es gibt auch noch andere Übungen im Hatha Yoga, die in erster Linie für die Erweckung der Kundalinikraft gedacht sind. In der Übung *mahamudra* z.B. wird einfach die Ferse gegen das Perineum gedrückt, wobei man das andere Bein ausstreckt. Man hält die Sohle des angezogenen Fußes parallel zum Oberschenkel des ausgestreckten Beines, greift den großen Zeh des ausgestreckten Fußes und zieht sich daran nach vorn oder zurück. Dabei wird Druck ausgeübt auf die Körpergegend *yoni-kanda*, das *svadhistana*-Chakra, den Sitz der "Mutter", der Kundalinikraft. Wenn man den Wurzelverschluß ausführt und dabei versucht, am großen Zeh zu ziehen, wird der Druck noch verstärkt. Bei bewußter Wahrnehmung des Atems fühlt man dann in den unteren Zentren eine gewisse Konzentration. Wenn man die Kunst nicht beherrscht, kann man durch die Energiekonzentration in den unteren Zentren auch fehlgeleitet werden. Wer aber die Kunst kennt und von einem Meister initiiert worden ist, der weiß auch, wie er diese Energie handhaben und in höhere Bewußtseinszentren bringen kann. Eine der besten Zeiten zum Meditieren ist, wenn man ein starkes sexuelles Verlangen verspürt. Dann wandert diese krypto-sexuelle Energie aufwärts, und man erlebt die tiefstmögliche Meditation.

Viele Schüler sind erstaunt und verwirrt darüber, welchen Stellenwert die sexuelle Aktivität im Yoga hat. Das Thema der Beziehung zwischen Kundalini und sexueller Energie ist sehr komplex. Eine erzwungene Enthaltsamkeit ist von keinerlei Nutzen. Was ist Enthaltsamkeit? Enthaltsamkeit bedeutet, im Vollbesitz seiner Sinneskräfte, jedoch ohne Verlangen nach Sinnesobjekten zu sein. Enthaltsamkeit heißt nicht, sich abzuhalten von der Erfüllung sinnlicher Bedürfnisse, sondern Enthaltsamkeit besteht darin, daß die Sinne gar keine Bedürfnisse haben, die nach Befriedigung verlangen. Das heißt also, Enthaltsamkeit ist eine Sache des Geistes, nicht des Körpers. Sie ist jedoch nur für den Eingeweihten bestimmt, für jemanden, der die Erfahrung der Kundalinikraft gemacht hat. Die Grundempfehlung für den spirituellen Sucher ist, sich in Bezug auf sexuelle Aktivität natürlich und normal zu verhalten, aber dennoch der Sexualtität nicht zu sehr zu frönen, d.h. zu versuchen, wenn man einen festen Partner hat, den Sexualverkehr auf einmal in der Woche zu beschränken. Aber noch wichtiger als das ist es, sich nur dann mit Sexualität zu beschäftigen, wenn man auch Sexualverkehr hat und nicht zu anderen Zeiten. Das ist Enthaltsamkeit. Für einen normalen westlichen Menschen, der kein katholischer Priester ist und auch kein Mönch werden will oder Weltverzicht anstrebt, lautet die Empfehlung: Freue dich am Essen, wenn du ißt und verzehre dich nicht vor Verlangen danach zu anderen Zeiten. Das ist wahre Enthaltsamkeit. Es geht nicht darum, daß ein Mensch, dem die Zunge juckt vor Sprechlust, dem standhaft widersteht und schweigt, sondern daß die Zunge gar nicht mehr zu sprechen wünscht. Und wenn ein solcher Mensch dann spricht, so ist es nicht mehr als das absolut Notwendige, und es ist nützlich und angenehm für die andern. Das bedeutet Enthaltsamkeit. Enthaltsam ist ein Geist, der sich nicht zu sehr in Wünschen und Verlangen verzehrt.

"Warum nicht?" fragen die Leute. "Warum sollen wir nicht den Bedürfnissen unserer Sinne nachgeben? Die Sinne sind schön." Sie sind in der Tat schön - aber weil deine Diamanten schön sind, so wirfst du sie doch nicht jeden Tag auf den Straßen herum. Du schützt sie und hältst sie unter Verschluß. Jemand, der bestrebt ist, Fortschritte in der Meditation zu machen, sollte ein klares Verständnis davon gewinnen, daß das Verstreuen unserer Energie nach außen und unten, das durch allzugroße Nachgiebigkeit gegenüber unseren sinnlichen Bedürfnissen stattfindet, z.B. wenn wir unseren Körper unkontrolliert bewegen, aber auch durch unkontrollierte Regungen von Augen, Ohren, Magen, Sexualität, Herz, Gefühlen, Sprechen oder was auch immer, Kraft abzieht von einem inneren, aufwärts fließenden Energiestrom. Das ist die einzige Verbindung zwischen Enthaltsamkeit und Spiritualität. Die Sinne sind nichts Sündhaftes. Das ist der Punkt, wo sich die puritanische Einstellung der westlichen Auffassung von Enthaltsamkeit von der Yoga-Tradition unterscheidet. Im Yoga arbeitet man daran, die Sinne zur vollen Entfaltung ihrer Kraft zu bringen und doch zu lernen, ihre Energie nach innen, auf jenen aufwärtsfließenden Strom zu richten.

Wir müssen die Enthaltsamkeit im Geist üben. Enthaltsamkeit des Gefühls heißt nicht, seinen Wunsch und sein Verlangen zu unterdrücken, sondern bedeutet Nichtvorhandensein des Verlangens. Wie können wir das bewerkstelligen? Nur, indem wir einen niedrigeren Wunsch durch einen höheren, sublimeren ersetzen. Wenn wir versuchen, einen sexuellen Wunsch nur zu unterdrücken, so ist das nicht gesund. Er wird auf die eine oder andere Weise wieder zum Vorschein kommen. Wenn ich aber weiß, daß diese gleiche Energie meine Meditation zum Blühen bringen kann und ich ein Verlangen nach Meditation habe, dann wird sich nach einiger Zeit eine natürliche Neigung zur Meditation entwickeln.

Was bedeuten Blockaden in den *chakras*? Auf welcher Ebene treten sie auf? Solange die Blumen unseres Bewußtseins - eins, zwei, drei, vier, fünf, sechs, sieben Blumen des Bewußtseins - nicht voll aufgeblüht sind, sind sie alle blockiert. Weil das Herzzentrum blockiert ist, sind unsere Gefühle entstellt; wir sind unfähig, alles in universaler Liebe zu umfassen, weil das Herzzentrum blockiert ist. Weil das Nabelzentrum blokkiert ist, haben wir alle möglichen dringlichen, quälenden Wünsche. Weil das Sexualzentrum blockiert ist, geht der Energiefluß nach außen und unten anstatt nach innen und aufwärts. Weil das Kehlzentrum blockiert ist, haben meine Worte keinen zweitausend Jahre währenden tönenden Widerhall rund um den ganzen Erdball wie die Bergpredigt.

Diese Blockaden aufzulösen, ist ein langer, allmählicher Prozeß. Manchmal mag diese Auflösung in einer sehr dramatischen Erfahrung stattfinden, aber in den meisten Fällen geht es langsam und allmählich. Etwas beginnt zu geschehen, aber man kann nicht in vier verschiedene Richtungen auf einmal arbeiten. Es gibt Menschen, die für sich in Anspruch nehmen, Schüler des Kundalini Yoga zu sein und sagen: "Liebe alle Menschen" und "Schlafe mit jedem". Diese beiden Aussagen sind gegensätzlich. Jeden zu lieben, bedeutet, das Herzzentrum zu öffnen - bedeutet einen aufwärts gerichteten inneren Energiefluß. Mit jedem zu schlafen aber bedeutet, das untere Zentrum, das Sexualzentrum, zu blockieren, so daß die Kundalini-Energie nach unten und außen fließt und zerstreut wird. Wenn die Energie aber nach innen und aufwärts fließt, empfängt das Herzzentrum diese Energie und öffnet sich der Liebe zu allen Menschen.

Solange man diese höheren Ziele des Hatha Yoga nicht verstanden hat, ist Hatha Yoga nichts weiter als ein ausgezeichnetes Körperübungssystem. Letztlich jedoch ist Hatha Yoga eine Vorbereitung für den Körper, durch die Anwendung der Verschlüsse die Kundalinikraft im Körper zu behalten. Wenn sich die Kraft dieser Energie erhebt, versucht sie, dich zu bewegen. Einige Leute beginnen hin und her zu schwanken, nach rechts und links zu schaukeln, andere schwitzen, und wieder andere mögen vielleicht unwillkürlich zittern. Kundalini Yoga ist jedoch eine außerordentlich kontrollierte Erfahrung jenseits aller Vorstellungsmöglichkeiten, etwas, wobei der Körper absolut still ist. Je höher man gelangt, desto stiller werden Körper, Gefühle und Gehirnwellen. Und die Intensität des Feldes ist solcherart, daß man wissen muß, wie man diese Intensität, wie man ihre Stärke ohne Bewegung und ohne zu zittern halten kann. Die Verschlüsse und Körperhaltungen bereiten den Körper auf Dinge vor, die geschehen werden, wenn man anfängt, ein Energiewesen zu werden, wenn wir zu erfahren beginnen, daß wir nicht einen subtilen Körper haben, sondern daß wir ein subtiles Wesen sind, daß dieses Wesen in die physische Form herabgekommen ist und sie durchdringt und durchwebt. Man begreift, daß dieses Energiewesen in eine Statue gefahren ist und von ihr Besitz ergriffen hat, in ein Bildnis aus Plastik, das es belebt, und daß man, wenn man die Plastikstatue berührt, nicht das lebendige Wesen berührt. Das lebendige Wesen ist reine Energie. Kundalini Yoga ist der Yoga, in dem man erfährt, was dieses Energiewesen mit sich *selbst* tut, nicht was er/sie/es mit diesem Körper macht. Hatha Yoga aber lehrt uns, Dinge mit unserem Körper zu tun, die uns zu der Erfahrung führen, daß wir dieses Energiewesen sind.

Mit Beginn dieser Vorbereitungen machen die Leute die Erfahrung gewisser Empfindungen, allmählich und stufenweise, sowohl im physischen Körper als auch bei der Atmung und in der Wahrnehmung der kleinen, feinen Ströme in der Wirbelsäule oder dem Nasenbeinzentrum. Was ein Yogi mit seiner Kundalinikraft vollbringen kann, ist unvorstellbar. Er ist ein Energiewesen. Energie hat kein Gewicht, sie nimmt keinen Raum ein, ist unsichtbar. Und was da geschieht, ist unfaßbar und unbegreiflich. Wenn du einen stromgeladenen elektrischen Draht siehst, der durch keinerlei isolierendes Material abgedeckt ist - kannst du da sagen, ob der Draht geladen ist oder nicht, nur indem du einen Blick darauf wirfst? Du kannst es nicht. Und doch ist das, was da geschieht, außerordentlich dynamisch und intensiv. Das ist Kundalini Yoga. Im Hatha Yoga bewegt sich der Körper; im Kundalini Yoga ist der Körper auf die intensivste Weise aktiv, aber er bewegt sich nicht. Wer ist aktiv? Nicht der Körper, sondern das Energiewesen in ihm, das für ein Leben lang Besitz von dieser Statue ergriffen hat.

Wenn man in die Praxis der Meditation eintaucht, aber den Körper nicht trainiert hat, dann wird man in seiner Meditationsübung aufgehalten. Man muß lernen, mit gekreuzten Beinen zu sitzen, im Lotussitz die Hände im Schoß verschränken oder die Finger gegeneinanderlegen, um den Energiekreis zu schließen, man muß den Wurzelverschluß, den Analverschluß, den Zungenverschluß praktizieren und so alle Energien nach innen sammeln und aus sich ein schönes, klares, sauberes Bündel machen. Dieses ist dann ein innerlich aktiver Dynamo. Keine Energie gelangt nach außen, sondern Prana wird aktiviert. Ausatmen, einatmen, ausatmen, einatmen. Der Dynamo erzeugt Energie in sich selbst. Diese Energie wird beständig aktiviert und intensiviert ohne Energieverlust durch die Augen, die Zunge, den Sexualapparat oder durch irgend etwas anderes. Durch diese intensive Konzentration wird die Aufmerksamkeit auf einen einzigen Punkt gelenkt, so daß die Energie, die sich sonst durch Wahrnehmung der verschiedensten Objekte zerstreut und verlorengeht, nach innen gezogen und zum Laserstrahl konzentriert wird.

Wenn du dein Hatha Yoga übst, tue es mit Bewußtsein und Aufmerksamkeit für diese Energien. Bewege nicht nur einfach die Muskeln beim Hatha Yoga. Die Muskeln bewegen sich sowieso, aber das Ziel ist, das Energiefeld zu lokalisieren.

Wir haben Bezug genommen auf die Philosophie der Körperhaltung gemäß Patanjali, welche besagt, daß es darum geht, die eigene Achse zu finden, die *axis mundi*, die Weltachse. Es ist dies die Körpergegend, die *meru-danda* genannt wird und von der Basis der Wirbelsäule bis zur Krone des Kopfes reicht. Meru, der zentrale Berg des Universums, auf dessen einer Seite Osten und auf dessen anderer Seite Westen ist, das ist deine Achse. Deine Asana, die Erfahrung deiner Sitzhaltung, sollte nicht die Erfahrung sein, daß die Hände, Beine und Füße in der und der besonderen Position gehalten werden, sondern die Erfahrung, daß du dich selbst in diese Achse hineinziehst. Oft setzen sich Leute zum Meditieren hin, trainieren dann aber stattdessen ihre Beine. Da ist ein kleines Ungleichgewicht, das Gefühl, ein bißchen nach rechts oder links gezogen zu werden. Man versucht, sich aufrecht zu halten, aber man kann es nicht, weil die Beine nicht im Gleichgewicht sind. Wenn die Beine richtig ausbalanciert sind, dann ist die Achse gerade. Was sind Beine? Nimm einen einfachen Pfahl, der durch Beine gestützt wird. Die Beine halten ihn aufrecht und gerade. Wenn seine Beine im richtigen Gleichgewicht auf dem Boden befestigt werden, dann steht der Pfahl gerade. Zieht man aber an einem der Beine, so kippt er um. Ich weiß von einem Fall, wo ein Mann sagte: "Ich denke, ich werde mich auf einen Stuhl setzen und im Sitzen üben." Nach einiger Zeit sagte er: "So geht es nicht, ich fühle mich unbequem; irgendetwas geschieht während der Meditation, meine Beine wollen eingezogen sein." Er ging in einen Hatha Yoga Kursus und begann, seine Beine zu trainieren. Wenn man bei den Körperübungen von der Achse her arbeitet mit Achtsamkeit für die Wirbelsäule, dann hat man die vollkommene Kontrolle über die Atmung und den Rest des Energie schaffenden Apparates.

Jemand, der Hatha Yoga übt, sollte bei seinem Üben von dem Bestreben erfüllt sein, seinen Körper zum angemessenen Tempel Gottes zu machen - nicht im übertragenen, sondern im wörtlichen Sinne - zu einem geeigneten Gefäß für den erwachten göttlichen Strahl, genannt Kundalini. Andernfalls wird der Körper nicht in der Lage sein, die sich aufbauende spirituelle Energie zu fassen und zu halten, weil er nicht vorbereitet wurde. Hatha Yoga wird geübt, um den Körper zu trainieren, damit er als geeignetes Gefäß für den Geist Gottes im Innern dienen kann und nicht zum Hindernis wird, wenn sich die aufgerollten Windungen göttlicher Energie entrollen, sondern physisch in der Lage ist, die spirituelle Energie zu empfangen, zu kanalisieren und sinnvoll zu nutzen, die da im Innern erfahren und freigesetzt wird.

6

Hatha Yoga: das Tor zum feinstofflichen Körper

Sanskrit Maximen (Sutras), vom Autor verfaßt:

ओ३म्।।

शक्ति-नाडी-प्रपञ्च इत्येतावान् पुरुषः।।१।।

सर्व स्थूल-शारीरं व्यष्टि-समष्टि-पुरुषे शक्ति-सूक्ष्म-प्रवाहेभ्य आविर्भूय तदाकृतिमेव लभते।।२।।

स्थूल-देह-प्रवृत्तयः सूक्ष्म-प्रवाह-प्रवृत्ति- व्यञ्जकाः।।३।।

किञ्चिद्-व्यञ्जका एव।।४।।

हठाच्छक्तिचालनं मृदूनां विशेषम्।।५।।

अन्तः प्रवृत्तेः स्थूल-प्रवृत्तिर्मध्याधिमात्राणाम्।।६।।

शारीरस्सहायो मृदूनां सूक्ष्मो मुख्यो ऽधिमात्राणाम्।।७।।

सहायाभावो मुख्यं विलम्बयेत्।।८।।

तत्र मुख्यं सहायं नियोजयेत्।।९।।

पूर्व सहायानुयोग आशुकारी सर्वेषाम्।।१०।।

ततः सूक्ष्मे प्रवेशः।।११।।

इति श्री सिद्धयोगिराज रामस्वामिपादशिष्योषर्बुधाचार्य प्रणीतं हठकुण्डलिनीसूत्रम्।।

Maximen - Übersetzung der oben zitierten Sutras

1. Der Mensch ist ein Feld von Energieströmen, die in dafür genau bestimmten Kanälen fließen.
2. Alles Grobe und Körperliche (im Makrokosmos und im Menschen) wird projiziert und geformt durch das Muster der feinstofflichen Essenzen und Ströme.
3. Alles, was im physischen Körper geschieht, ist eine Manifestation der Veränderungen im feinstofflichen Körper und in den Energiekanälen.
4. Nur ein Teil dessen, was im feinstofflichen Körper und in den Energiekanälen geschieht, erscheint auf der physischen Ebene.
5. Das Herstellen von Kontrollen über den physischen Körper dient als Auslöser für die Zustände des feinstofflichen Körpers und der Energiekanäle. Besonders die Langsamen (*mrdu*) müssen diese Kontrollen herstellen.
6. Die Veränderungen im feinstofflichen Körper und in den Energiekanälen bewirken Veränderungen auf der physischen Ebene.
7. Die ersteren (die Veränderungen im feinstofflichen Körper) sind primäre, die letzteren (die Veränderungen auf der physischen Ebene) sind Hilfsvorbereitungen.
8. Das Fehlen von Hilfsvorbereitungen verzögert den Fortschritt in den primären Vorbereitungen.
9. Die primären Vorbereitungen erzwingen dann die Hilfsvorbereitungen.
10. Die rechtzeitig vorher eingeleiteten Hilfsvorbereitungen schützen vor Verzögerungen.
11. Dann kann man Zugang zum feinstofflichen Körper gewinnen.

Einführung in die Maximen

Man hört oft Yogalehrer von einer bestimmten Technik als *rahasya*, als von einem Geheimnis nur für Yogis sprechen. Es wird gefordert, daß diese *rahasyas* so geheim wie möglich gehalten werden (*gopaniyam prayatnata*) und nur an den fähigen Eingeweihten weitergegeben werden, an den *adhikarin*. Viele Außenstehende, die den Yogapfad gar nicht beschritten haben, wenden hier heftig ein, daß es unfair und falsch sei, die Wahrheit geheim zu halten. Sie begreifen nicht, daß selbst dann, wenn eine Technik oder Wahrheit Menschen mitgeteilt würde, die der Fähigkeit ermangeln, in sich zu schauen und eine innere Erfahrung zu machen, dennoch für sie ein Geheimnis und für ihr Verständnis verborgen bliebe, bis sie es durch die Praxis der Erfahrung und des Übens überprüft hätten. Und sie verstehen auch nicht, daß das Üben einer Technik schädlich sein kann, wenn die Voraussetzungen dafür noch gar nicht beherrscht werden.

Die sublimeren Aspekte des Hatha Yoga und damit verbundene körperliche Kontrollen sind genau solche geheimen *rahasyas*. Es ist ein Irrtum zu denken, daß Hatha Yoga lediglich ein System von Körperübungen sei. Die körperlichen Asanas sind gerade nur ein Anfang, um den *sadhaka* für höhere Erfahrungen auszurüsten. Hatha Yoga ist Reinigen, Trimmen und Vorbereiten des grobstofflichen Körpers, so daß am Ende mit den Mitteln und Werkzeugen, die vorbereitet wurden, ein Tor zum feinstofflichen Körper geöffnet werden kann.

Erläuterung der Maximen

Um die sublimen Ziele des Hatha Yoga zu verstehen, muß man zunächst einmal die Grundprämisse des Kundalini Yoga, wie sie in Maxime 1 formuliert ist, erfassen: Der Mensch ist ein Feld von Energieströmen, die in dafür genau bestimmten

Kanälen fließen. Ich möchte diese Maxime durch eine Analogie in physikalischen Grundbegriffen erklären. Wenn man einen Magneten mit einer Schicht aus leitendem Material umhüllt und dann einige Eisenspäne auf ihn streut - was geschieht? Die Eisenspäne ordnen sich entlang der magnetischen Kraftlinien an. Nur jemand, der völlig naiv ist, wird behaupten, daß die Magnetströme an den Linien entlangfließen, die die Eisenspäne bilden. Genauer gesagt, ordnen sich die Eisenspäne entsprechend der Form des magnetischen Kräftemusters an. Dies gilt für das gesamte Universum und auch für den Menschen. Das Wrack- und Strandgut des Grobstofflichen, die materielle Schlacke, hat, obgleich sie sichtbarer und berührbarer ist, keine eigene Richtung, sondern bekommt ihre Richtung von den unsichtbaren Strömen und Unterströmungen, welche den grobstofflichen Substanzen eine Form verleihen. Der Mensch ist also im Wesentlichen keine physische Bildung, jedenfalls nicht im Kundalini Yoga. Der Mensch ist vielmehr eine Anordnung von Energiekanälen, von *shaktinadis*, deren Verlauf entsprechend sich der grobstoffliche Körper gebildet hat, genauso wie die Eisenspäne sich entlang den magnetischen Kraftlinien anordnen oder wie ins Wasser gefallenes Stroh den Strömungen, Wirbeln und Strudeln folgt.

Alles Grobstoffliche und Physische (im Makrokosmos und im Menschen) ist nur eine Projektion und bekommt seine Form von der Anordnung und den Mustern feinstofflichen Essenzen und Strömungen. Alles was im physischen Körper geschieht, ist Ausdruck von Veränderungen im feinstofflichen Körper und in den Energiekanälen. Nur ein Teil dessen, was im feinstofflichen Körper und in den Energiekanälen geschieht, tritt auch auf der körperlichen Ebene in Erscheinung.

Schauen wir z.B. die Maximen 2 - 4 näher an. Der Mensch besitzt ein nicht weiter bedeutsam erscheinendes Organ, das wir den Nabel nennen. Nachdem die Nabelschnur dem Baby ihren Dienst geleistet hat, scheint er zu keinem weiteren Zweck da zu sein. Er ist ein fast lächerliches Organ, worauf unsere Assoziationen bei den Ausdrücken 'Bauchknopf' und 'Nabelschau' hinzuweisen scheinen. Dennoch schwingt in dem Wort Nabel auch noch die Bedeutung und der Gedanke an eine Radnabe mit, an das Zentrum eines Rades, an ein *chakra*. Warum? Der Nabel ist der sichtbare Ausdruck des Solar Plexus. Das Sanskrit-Wort *nabhi*, aus der Wortwurzel *nah* heißt soviel wie der Ort, wo alles zusammengebunden wird. Diese Bedeutung hat nicht nur mit der Nabelschnur zu tun, sondern auch damit, daß hier *das* Zentrum ist, wo alle Energiestränge zusammenlaufen und zusammengebunden werden. Von diesem Zentrum aus laufen 72 000 (in manchen Texten, wie z.B. der *shiva-samhita* II,13 wird auch von 350 000 gesprochen) *shakti-nadis*, Energieströme, in den restlichen Energiestromkreis, den der Mensch darstellt. Kein Wunder also, daß genau an diesem Punkt eine neue Persönlichkeit, nämlich die des Babys, an den Kreislauf der Mutter angeschlossen ist. Und eines Tages wird die westliche Wissenschaft voller Hoffnung die Entdeckung machen, daß auf diesem Weg eine ganze Menge mehr als nur Nahrung von der Mutter zum Fötus gelangt. Mit anderen Worten: a) (s. Maxime 3): die Nabelschnur ist nur körperliche Manifestation des Nabels als Zentrum der 72 000 unsichtbaren Energiekanäle; b) (s. Maxime 4): nur einige wenige der bedeutsamen Funktionen dieses Zentrums werden durch die physische Präsenz und Funktion der Nabelschnur sichtbar ausgedrückt.

Man kann viele andere Beispiele anführen, um viele andere physiologische und psychologische Phänomene des Körpers und grobstofflichen Geistes zu erklären. Z.B. kann die Freudsche Interpretation des oral-genitalen Komplexes nicht begriffen werden ohne Verständnis der tieferen Verbindungen und Kontrollen der *shankini*, *vajrini* und *kuhu nadis*, der

Energiekanäle, die sich in der anal-genitalen sowie oralen Region befinden und die die Energie zwischen beiden Regionen fließen lassen.

Viele Yogalehrer machen einen groben Fehler bei der Lokalisierung und Funktionsdarstellung der *chakras* und *shakti-nadis* (insbesondere der wichtigsten unter ihnen - *ida*, *pingala* und *shushumna*). Das Zusammenfallen der *chakras* und der *shakti-nadis* mit den Plexus und Nerven ist bloß ein Hinweis auf die Aussagen von Maxime 3 und 4. Ihre wahre Bedeutung aber liegt jenseits davon.

Werke wie Reles 'Mysterious Kundalini' haben den Anhängern des Yoga einen großen Dienst geleistet, indem sie Koinzidenz und Korrelation der *nadis* und *chakras* mit den Nerven und Nervenknotenpunkten aufgezeigt haben. Es wäre jedoch irreführend anzunehmen, daß die Worte *shakti-nadi* und *chakra* jeweils synonym zu 'Nerv' und 'Plexus' seien. 'Nerv' und 'Plexus' sind Ausdrücke, die auf das Reich der Physiologie und grobstofflichen Psychologie beschränkt bleiben. Die Bedeutung der *nadis* und *chakras* ist viel weitreichender, insofern sie a) Ströme, Muster und Radnabenzentren innerhalb des Energiestromkreises des feinstofflichen Körpers sind, b) Verbindungen und Kanäle für den Strom der Kräfte darstellen, die vom Kausalkörper herkommen und c) vor allem die Energieströme und Konzentrationen universaler Kräfte sind - wie *prana* (der Vitalkraft), *chit* (der Bewußtseinskraft) und *jiva* (der Lebenskraft) - die in jenen mikroskopisch kleinen Kreislaufbahnen fließen, welche die Persönlichkeitsvibrationen eines Menschen bestimmen. (Bei dem Versuch, die alte überlieferte Yoga-Wissenschaft den Menschen des Westens zu erklären, wollen wir nicht die Yoga-Terminologie und die tiefere Bedeutung ihrer Definitionen opfern. Wir sollten nicht versuchen, unseren Definitionen unangemessene Beschränkungen aufzuerlegen. Die *nadis* und *chakras* sind weit mehr als

Nerven und Nervenknotenpunkte; und da es keine genau entsprechenden westlichen Termini für *nadi* und *chakra* gibt, so wollcn wir auch nicht versuchen, sie zu übersetzen, genauso wie wir ja auch das Wort *yoga* unübersetzt gebrauchen.)

Kontrollen, die man über den physischen Körper gewinnt, dienen als Auslöser für Zustände des feinstofflichen Körpers und der Energiekanäle. Besonders die Langsamen (*mrdu*) brauchen die Beherrschung dieser Kontrollen. In Patanjalis System (Yogasutras I,21/22) unterscheidet man *sadhakas* verschiedener Geschwindigkeit, was die Beherrschung von Fähigkeiten angeht; es gibt *mrdu*, die Langsamen, *madhya*, die Durchschnittlichen, Mittleren und *adhimatra*, die Schnellen, Intensiven. Der Geschwindigkeitsgrad hängt von der Stärke ihrer Samskaras ab. Entsprechend der Festigkeit, mit der ein Mensch an das grobstoffliche, nach außen gerichtete Bewußtsein gebunden ist, variiert die Geschwindigkeit seiner Verinnerlichungsprozesse. So wie ein Mensch, der in den Schmutz gefallen ist, nicht hoffen kann, sich beim Aufstehen auf Marmor zu stützen, so kann ein Langsamer, ein *mrdu sadhaka*, nicht auf direktem Wege vom Grobstofflichen zum Feinstofflichen gehen, ohne zuvor gelernt zu haben, den physischen Bereich zu beherrschen. Der Weg vom physischen zum feinstofflichen Körper ist schwierig und kompliziert, und nur wenige, seltene Glückliche können ihn gleich zu Beginn ihres *sadhana* finden. Für die Langsamen ist die Hatha Yoga Praxis absolut notwendig. Allmählich beginnt man die feinstofflichen Kräfte zu identifizieren und zu unterscheiden, und ganz langsam fangen die Hindernisse an zu weichen.

Wenn der *sadhaka* auf dem Kundalini-Pfad Führung erhält, beginnt er in diesem Stadium zu verstehen, daß eine ganze Reihe von Hatha-Übungen dazu bestimmt sind, die Initialzündung in den Energiekanälen auszulösen. Während für ihn zuvor das Wort *hatha* nur die Bedeutung von 'den Körper zwingen' hatte, wie es das Lexikon sagt, so sieht er es nun plötzlich als einen Prozeß, der ihn zur Kundalinikraft führt, und zwar auf dem Sonnenweg (dessen *bija* oder Samenklang *ha* ist) und auf dem Mondweg (dessen *bija tha* ist). Dann wird für ihn z.B. *nauli* zum Prozeß, den Solar Plexus zu erwecken und ist nicht mehr bloß eine Übung, um den Körper fit zu halten.

In diesem Zusammenhang sind die *mudras* (Siegel) und *bandhas* (Verschlüsse) von besonderer Bedeutung. *Mudras* wie z.B. *ashvini* und *mahamudra* scheinen zunächst bloße Körperübungen zu sein, sind jedoch dazu bestimmt, bestimmte Zustände der Energiekanäle auszulösen. Es gibt zwei Arten von bandhas:

a) Jene mit einer offensichtlichen körperlichen Funktion wie z.B. *jalandhara-bandha*, der Kinn-Verschluß. Für einen uneingeweihten *sadhaka* ist der einzige Zweck dieses Verschlusses, während *kumbhaka* den Atem anzuhalten. Im Kundalini Yoga jedoch kontrolliert dieser Verschluß den aufwärtsfließenden Energiestrom.
b) Jene Verschlüsse mit keinem anfänglich offensichtlichen körperlichen Zweck. Z.B. wird der Zweck von *mulabandha*, dem Wurzelverschluß, und der Zweck der Fingerverschlüsse erst deutlich, wenn die Energiekanäle wirklich aktiviert worden sind.

Solche Hatha Yoga Übungen dienen als Vorbereitungen für die Zustände, die in Maxime 6 beschrieben wurden: Die Veränderungen im feinstofflichen Körper und in den Energiekanälen bewirken Veränderungen auf der physichen Ebene.

Wenn dank der Gnade der Gurukraft die Kundalinikräfte aufzusteigen beginnen, verläßt der *sadhaka* die Reihen der Langsamen und geht etwas schneller voran: als *madhya*, wenn er Familienvater und als *adhimatra*, wenn er ein im Zölibat lebender *sanyasin* (Mönch, ein auf die Welt Verzichtender) ist. In beiden Fällen verursacht der einpunktige und aufwärts gerichtete Fluß (*ekagrata* und *urdhva-gati*) der Kundalinikraft gewisse physiologische Veränderungen, ganz ähnlich der Veränderung des Musters der Eisenspäne aus unserem früheren Beispiel bei einer Richtungsänderung des magnetischen Kraftfeldes. Hier einige Beispiele:

a) Die Körperhitze, *tapas*, nimmt zu.
b) Der Wurzelverschluß wird natürlich, *sahaja*, und fast permanent, *sthira*, wenn Prana die Kräfte aufwärts zieht von *mukta-triveni* nach *yukta-triveni*, vom Wurzelzentrum zum Zirbeldrüsenzentrum.
c) Die Zunge krümmt sich automatisch zurück und nach oben gegen den Gaumen und bildet so das *khechari*-Siegel.
d) Die Finger formen nicht nur die *jnana-mudra* (wobei der Daumen den Zeigefinger berührt), sondern der Energiestromkreis ist auch so gut geschlossen, daß zwischen Daumen und Zeigefinger ein Ziehen gefühlt werden kann.
e) Man erlebt, daß die Augen sich nach innen verdrehen, und oftmals krümmen sich die Zehen aufwärts; dies geschieht in den *gandhari*- und *hastijhiva*-Kanälen.
f) Der Atem wird entspannter und tiefer.
g) In der Meditation findet eine allgemeine Entspannung aller Glieder statt, so daß sich der *sadhaka* vielleicht sogar über ein Schweregefühl in Armen und Händen beschweren mag.
h) Die Wirbelsäule richtet sich durch die Pranakraft von selbst gerade auf.
i) Magen- und Nabelgegend können sich nach innen ziehen, weil sie dazu tendieren, einen natürlichen (*sahaja*) *uddiyana*-Verschluß herzustellen.
j) Die Ausscheidungsprozesse werden effektiver - das kann so weit gehen, daß der sadhaka anfänglich befürchten mag,

er leide unter Durchfall, wenn er seine Ernährung nicht unter Kontrolle hat.

Dies ist eine keineswegs erschöpfende Liste.

Es ist mit Hinblick auf solche physiologischen Zeichen und Symptome gemeint, wenn der Guru oftmals zu seinen Schülern sagt: "Das wird ganz von selbst geschehen". Dann versteht der *sadhaka* die Wahrheit der nächsten Maxime: Die ersteren (die Veränderungen im feinstofflichen Körper) sind primäre, die letzteren (die Veränderungen auf der physischen Ebene) sind Hilfsvorbereitungen. Mit anderen Worten, die körperlichen Vorbereitungen haben nur eine Hilfsfunktion für den primären Schritt im Yoga, die Erweckung der feinstofflichen Kräfte.

Der Weg der *mrdu*, der Langsamen, geht mehr von den Hilfsvorbereitungen zu den primären Schritten. Im Falle des *madhya* und des *adhimatra* ist einiger Fortschritt auf der inneren Ebene möglich, ohne daß zunächst die körperliche Übung forciert wird. Das ist insbesondere im Falle der *adhimatras* so, die bereits in früheren Leben eine gewisse Stufe der Verinnerlichung erreicht haben (*antaa-pavrtti*) und denen die Fesseln des Körpers nicht besonders hinderlich sind. Ihr Körper kooperiert mit dem inneren Drang. Das bedeutet nicht, daß für alle *sadhakas* außer den *mrdus* körperliche Vorbereitung unnötig sei. Das Fehlen der Hilfsvorbereitungen verzögert den Fortschritt bei den primären Schritten. Die primären Schritte erzwingen dann die Hilfen. Die rechtzeitig vorher eingeleiteten Hilfsvorbereitungen verhindern eine Verzögerung.

Ohne Geist ist der Körper steif und unbewußt (*jada*). Jede Spur von Flexibilität im Körper kommt von den Kräften des *chit*. Die Steifheit des Körpers kann zum großen Hindernis werden, zumindest zeitweise, wenn die feinstofflicheren Kräfte erweckt werden. Es ist besser, *tamas*, die physische Trägheit des Körpers, durch einen beständigen Prozeß der Reinigung von *samskaras* und durch Übung relevanter Aspekte des Hatha Yoga zu verringern, um für die Zeit vorzusorgen, wo die inneren Kräfte dem Körper zu verstehen geben, daß er sich neu ordnen soll entsprechend den neu erfahrenen oder intensivierten Energieströmen. Wenn der Körper zu steif und nicht sofort zur Kooperation bereit ist, wird der Fortschritt aufgehalten, bis der Körper entsprechend trainiert ist. Einige Beispiele mögen hier folgen:

a) Wenn die Zunge das *khechari*-Siegel zu formen beginnt, wird sie dennoch nicht in der Lage sein, die Verschwendung von *amrta* zu verhindern (welches in tiefer Meditation von *ojas* herabfließt), wenn die Zunge nicht genügend lang gemacht worden ist.
b) Die Knochen und Muskeln werden protestieren und die Meditation unterbrechen; wenn Prana die Wirbelsäule zwingt, sich gerade aufzurichten, werden die Rückenmuskeln Widerstand leisten.
c) Wenn *uddiyana* nicht beherrscht wird oder Magen und Darm nicht richtig sauber sind, werden Probleme entstehen, wenn das zu höheren *chakras* im Aufstieg begriffene Prana das *manipura* (Nabelzentrum) mitziehen will. Oft versucht Prana, wenn sich der Geist auf ein höheres Zentrum konzentriert, *apana*, (die unteren Energien) nach oben zu ziehen. Dann geschieht ein *sahaja kumbhaka*, (ein natürliches Anhalten des Atems), das aber verhindert wird, wenn *uddiyana* (der Nabelverschluß) nur unzureichend beherrscht wird. Dies kann einen *sadhaka* um Monate zurückwerfen. Es gibt einen Kampf zwischen der sattvischen Stille des Geistes und der tamasischen Härte der Bauchmuskeln.
d) Dieser *sadhaka* (der Autor) erhielt einmal von seinem

verehrten Gurudev den Rat, *danta-mudra* zu üben, d.h. in der Meditation auf eine bestimmte Weise die Zähne zusammenzubeißen. Wie alle *sadhakas*, die mit der ewig verzeihenden Liebe des Gurus gesegnet sind und die sich infolgedessen die Freiheit nehmen, ein wenig unartig zu sein, sagte dieser *sadhaka* zu sich selbst: 'Was um Himmels Willen haben Zähne mit Meditation zu tun?' Und *danta-mudra* wurde nicht geübt. Dann kam eine Zeit, wo das durch die gerade aufgerichtete Wirbelsäule hinaufstrebende Prana einen losen Bereich fand, den es zum Wackeln brachte: die Kieferscharniere. Der Kiefer begann sich während der Meditation seitwärts nach links und rechts zu bewegen, und das hörte erst auf, nachdem *danta-mudra* beherrscht wurde. Auf diese Weise wurde eine Lektion im Gehorsam gegenüber dem Guru gelernt. Was zuvor ein *rahasya* gewesen war, wurde nun wirklich. Die innere Primärerfahrung erzwang die körperliche Hilfsübung. In der Zwischenzeit wurde das Fortschreiten des Prana aufgehalten, was durch vorheriges Üben der körperlichen Mudra hätte verhindert werden können.

Das Üben der körperlichen Aspekte des Yoga sollte im Hinblick auf eine vorgreifende Vorbereitung des Körpers auf Veränderungen unternommen werden, die der spirituelle Fortschritt a) erfordert und b) bewirkt oder erzwingt. Dieses Üben sollte also nicht vernachlässigt werden, weil sonst später auftretende Probleme den Fortschritt in den inneren Kraftfeldern verlangsamen werden. Hatha Yoga sollte nicht überbetont in der Trennung von den allgemeinen spirituellen Zielen geübt werden. Nur für Gesundheit, Schönheit und ein langes Leben zu üben, ohne dabei irgendwelche tieferen Wahrheiten zu verfolgen, bedeutet, Yoga auf die Ebene anderer Körperwissenschaften zu reduzieren, es bedeutet, das Prinzip außer acht zu lassen, daß das Grobstoffliche immer ein Instrument des Sublimen ist. Hatha Yoga Übungen sind zunächst eine Hilfe für Kundalini Yoga, und wenn man fortschreitet, machen sie Platz für Kundalini Yoga. Dann hat man einen Zugang zum feinstofflichen Körper gewonnen.

Der Weg vom grobstofflichen zum feinstofflichen Körper ist komplexer als ein Irrgarten. Man kann so lange nicht von sich behaupten, daß man den Schlüssel zum feinstofflichen Körper besitze, bis man dessen Gebrauch so vollkommen beherrscht, daß man jederzeit willentlich in ihn eintreten kann. Hatha Yoga begleitet einen bis zu diesem Punkt, dann sagt es Adieu.